Dr Louis GALLAVARDIN

Médecin des Hôpitaux de Lyon

o   o   o

La
Tension artérielle
en clinique

SA MESURE
SA VALEUR SÉMÉIOLOGIQUE

PARIS

G. STEINHEIL, ÉDITEUR

2, RUE CASIMIR-DELAVIGNE, 2

1910

8°T 102
266

La Tension artérielle en clinique

SA MESURE
SA VALEUR SÉMÉIOLOGIQUE

8° T d 102
266

Dr Louis GALLAVARDIN

Médecin des Hôpitaux de Lyon

o   o   o

La Tension artérielle en clinique

SA MESURE
SA VALEUR SÉMÉIOLOGIQUE

PARIS

G. STEINHEIL, ÉDITEUR

2, RUE CASIMIR-DELAVIGNE, 2

1910

PRÉFACE

Les auteurs qui, dans ces trente dernières années, se sont occupés de la mesure ou de la valeur séméiologique de la tension artérielle ont obéi — consciemment ou inconsciemment — à la même tendance qui se manifestait simultanément dans toutes les branches de la pathologie et qui consiste à substituer à la recherche de l'état anatomique de l'organe considéré l'appréciation de son état fonctionnel. Il est bien de connaître l'état du cœur, d'être fixé sur son volume, sur l'état de ses orifices ; mais il est mieux encore d'être à même d'apprécier son rendement. Car le cœur fait de la tension artérielle, comme le foie fabrique du sucre, comme le rein se plie au dur travail de l'élimination. Étudier la tension artérielle, c'est donc étudier la *fonction du cœur*.

Mais, ce qui fait la difficulté et aussi l'intérêt du sujet, c'est que cette fonction du cœur se règle à chaque instant sur les besoins de l'organisme. Par suite des liens intimes qui unissent les divers organes et assurent l'harmonie de leurs réactions pathologiques, ceux dont le rôle — comme le cœur — est d'être le serviteur des autres, se modèlent, se modifient sans cesse de façon à se hausser au niveau de leur tâche nouvelle. Le cœur s'efforce toujours de fournir ce qui lui est demandé, quelquefois moins, jamais plus ; et, à chaque moment, son effort est le reflet des exigences de la circulation périphérique ou viscérale. Étudier la tension artérielle, c'est donc étudier encore le *milieu de tension liquidienne nécessaire à l'organisme* — milieu exigé par certains organes, toléré par d'autres.

Et ainsi la valeur séméiologique de la tension artérielle se trouve déplacée, ou plutôt élargie, puisqu'elle n'est plus indicatrice du seul état fonctionnel du cœur, mais de l'état du système artériel, des différents viscères, et en premier lieu de celui dont le fonctionnement est lié de façon si intime à l'appareil circulatoire, le rein.

Il nous a semblé que l'importance de cette question et surtout son grand intérêt pratique justifiaient l'étude d'ensemble que nous présentons aujourd'hui ; et nous serions heureux si nous pouvions, par elle, concourir dans quelque mesure à la vulgarisation d'une méthode d'exploration dans l'avenir de laquelle nous avons foi.

Louis Gallavardin.

Lyon, le 1ᵉʳ février 1910.

La Tension artérielle en clinique

Sa mesure. — Sa valeur séméiologique

Il suffit d'examiner le jet de sang qui suit la section accidentelle ou spontanée d'une artère, même peu volumineuse, pour se rendre compte que le sang est enfermé « sous tension » dans le système vasculaire. L'origine de cette tension se trouve dans la force de contraction du ventricule gauche et dans la projection, à l'intérieur des gros vaisseaux déjà remplis de sang, d'une nouvelle ondée liquidienne de volume variable. Une partie du cylindre sanguin qui vient de pénétrer dans la crosse aortique fait sortir du système artériel une quantité équivalente de sang ; l'autre partie, ne pouvant trouver issue au dehors, se borne à distendre péniblement la paroi élastique du vaisseau, en attendant qu'arrive son moment de pénétration à la périphérie. La paroi artérielle ainsi distendue tend, en vertu de son élasticité, à revenir sur elle-même et développe une force de compression égale à celle qui a causé sa distension ; en d'autres termes soumet le sang à une pression égale à sa propre tension, d'où l'équivalence des expressions indifféremment employées de *pression sanguine* et de *tension artérielle*. La partie de l'ondée ventriculaire qui distend les gros vaisseaux en donnant lieu au phénomène de la tension artérielle est évidemment d'autant plus considérable que la pénétration à la périphérie est plus difficile, si bien que Lauder

Brunton a pu écrire que « la tension artérielle résulte de la différence entre la quantité de sang envoyée par le cœur dans le système artériel et celle qui passe des artérioles dans les veines ». Si l'on envisage donc son origine et son mécanisme d'établissement, on peut dire que *la tension artérielle est une force créée par la contraction ventriculaire, entretenue par la réaction de la paroi vasculaire à la distension, réglée par la résistance des vaisseaux périphériques à l'écoulement du sang.* Cette définition, en montrant les conditions multiples qui concourent à la production de la tension artérielle, fait du même

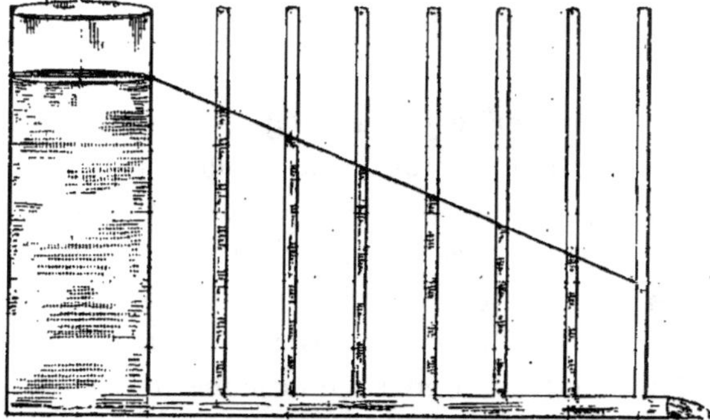

Fig. 1. — *Appareil de Bernouilli.* La hauteur d'ascension du liquide dans les tubes piézométriques mesure la pression latérale exercée par ce liquide sur les parois du tube horizontal.

coup prévoir les trois facteurs principaux de ses variations : état du cœur, élasticité artérielle, résistances périphériques.

Il est facile de figurer d'une façon objective le phénomène de la tension artérielle et d'en prendre une idée plus exacte encore en rappelant les mémorables expériences de Daniel Bernouilli (1738) sur l'écoulement du liquide dans des tubes. L'appareil, très simple, se compose d'un récipient dans lequel on maintient le liquide à une certaine hauteur ; à la partie inférieure de ce récipient est adapté un tube horizontal sur lequel, de distance en distance, se trouvent branchés verticalement d'autres tubes appelés piézomètres. Ce sont ces tubes qui vont servir à mesurer la tension du liquide, c'est-à-dire la pression exercée par lui sur les parois du tube horizontal et la hauteur de la colonne liquidienne nécessaire pour lui faire équilibre. Supposons que la hauteur du liquide au-dessus de l'embouchure du tube horizontal soit de 20 centimètres, et considérons ce qui va se passer quand le liquide s'écoulera par ce tube. La première tranche liquidienne qui va y pénétrer progressera tout d'abord avec une vitesse assez considérable, à cause de la pression de 20 centimètres qu'elle supporte ; mais, au fur et à mesure de sa progression, cette vitesse va diminuer par suite des résistances présentées par les frottements pariétaux, si bien qu'elle ne sortira du tube qu'avec une vitesse bien moindre, égale si l'on veut au tiers de sa vitesse initiale. Or cette tranche liquidienne, arrivée à l'extrémité du tube horizontal avec une vitesse égale seulement à celle que lui donnerait une colonne d'eau de 7 centimètres, va imposer d'emblée ce régime circulatoire à la nouvelle tranche de liquide qui pénètre dans le tube au moment où elle en sort. Cette tranche liquidienne qui possède une force vive égale à 20 centimètres de pression hydraulique n'en utilise donc que 7 sous forme de vitesse et va mettre en réserve, sous forme de tension, les 13 autres unités qui lui serviront à vaincre les résistances ultérieures. Cette tension se manifeste par une pression du liquide contre les parois latérales du tube et se mesure exactement par l'ascension du liquide dans les tubes verticaux, ascension qui sera d'autant moindre qu'on se rapprochera davantage de l'extrémité du tube. Ces données sont parfaitement applicables au système circulatoire malgré les différences qui le séparent de l'appareil de Bernouilli (charge intermittente, système tubulaire élastique, coudé, divisé, ramifié et surtout avec aires de section très variables) ; et, en envisageant non plus son mécanisme de production mais son utilisation ultérieure, on peut dire encore que *la tension artérielle est cette partie de la force vive communiquée au sang par la contraction cardiaque qui, ne se manifestant pas sous forme de vitesse, se met en réserve pour vaincre les résistances*

*ultérieures et se traduit en exerçant une certaine pression laté-
rale sur les parois vasculaires.*

La *mesure de la tension artérielle* fut créée le jour où le révé-
rend anglais Stephen Hales (1744) eut l'idée d'adapter chez
l'animal un piézomètre au bout central d'une artère sectionnée.
Ayant introduit, dans l'artère crurale d'une jument couchée sur
le dos, une canule en cuivre en communication avec un long
tube de verre placé verticalement, il vit le sang s'élever à une
hauteur de 8 pieds 3 pouces au-dessus du ventricule gauche,
soit environ 2 m. 50. On connaît les perfectionnements que
subit plus tard cette méthode sous l'impulsion des travaux de
Poiseuille, Ludwig, Volkmann, Chauveau et Marey, et de tant
d'autres physiologistes. Ces perfectionnements consistèrent :
1° dans la *substitution de manomètres* au tube piézométrique
primitif, soit de manomètres à Hg (modèles de Poiseuille,
Marey, Chauveau, Roy, Fr. Franck, Hürthle) aptes surtout à
indiquer la pression sanguine moyenne et les variations lentes
de cette pression, soit de manomètres métalliques ou élastiques (Fick, Marey, Hürthle, Roy, Gad, Chauveau) qui seuls
sont capables de donner une idée exacte des variations rapides
de la tension ; 2° dans l'*enregistrement graphique des pressions*
qui seul devait permettre de se rendre compte de la valeur
précise, de la marche ou des variations des oscillations de la
tension sanguine.

Par ces moyens, on a pu voir que la courbe de la pression
sanguine, enregistrée pendant un certain temps chez un animal, présentait trois sortes d'oscillations :

1° Des *oscillations cardiaques*, en rapport avec les diverses
phases de l'activité du cœur. La partie la plus élevée de ces
oscillations ou *pression maxima* correspond à la systole ventriculaire, la partie la plus inférieure ou *pression minima* à la fin
de la diastole ventriculaire. Ces oscillations, qui sont enregis-
trées assez fidèlement par les manomètres métalliques ou élastiques avec leur amplitude qui est souvent très considérable, le
sont très imparfaitement, nous le répétons, par les manomètres

à Hg à cause de l'inertie et des mouvements propres de la colonne mercurielle. Le niveau de la colonne de mercure, dans le manomètre compensateur de Marey, tend à rester dans une position plus fixe, à distance égale du sommet et de la base des oscillations, et indique ainsi la *pression moyenne* ;

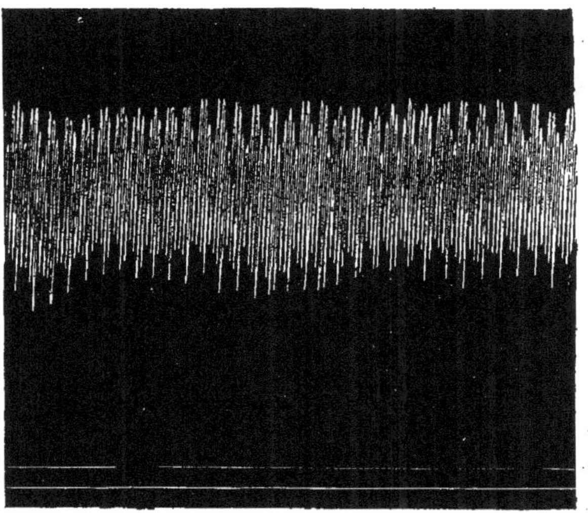

Fig. 2. — *Oscillations de la pression artérielle.* Tracé obtenu, chez un homme de 45 ans, en mettant directement en communication l'artère radiale avec un manomètre à Hg, au cours d'une amputation de l'avant-bras. On voit très nettement sur ce tracé les oscillations *cardiaques, respiratoires*, et même des *oscillations plus larges* dues aux variations de l'action du cœur ou au jeu des vaso-moteurs. La grandeur des oscillations respiratoires (écart compris entre 102 et 118 millimètres Hg pour la pression systolique, entre 60 et 78 pour la pression diastolique) tient à l'amplitude insolite des mouvements respiratoires chez le sujet profondément anesthésié (d'après O. Müller et Blauel).

2° Des *oscillations respiratoires*, résultant de l'influence mécanique des mouvements de la cage thoracique ou même de la simple association nerveuse entre les centres respiratoires et les centres circulatoires vaso-moteurs ou cardiaques (oscillations de Traube-Hering). La résultante de ces effets est d'ordinaire une dépression inspiratoire ; mais on peut aussi noter une courbe inverse ;

3° Des *oscillations vaso-motrices*, visibles seulement sur de très longues courbes manométriques, indépendantes de la respiration ou de toute modification des battements cardiaques, et relevant sans doute de la contraction rythmique des fines artérioles sous l'influence d'incitations vaso-motrices alternantes (Traube et S. Mayer).

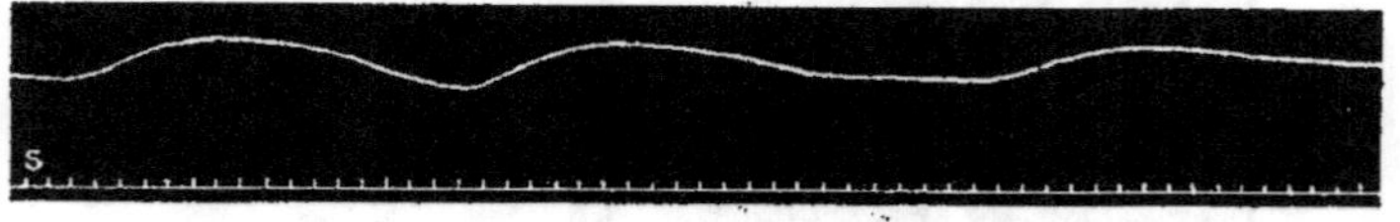

Fig. 3. — *Grandes oscillations de la pression artérielle*, observées chez un chien curarisé maintenu en vie par l'insufflation pulmonaire (d'après Morat).

Le niveau de la tension artérielle — tension maxima ou systolique — varie assez peu dans les *différentes espèces animales*, et il est à remarquer que ce ne sont nullement les conditions de taille de l'animal (Volkmann, Marey) qui déterminent la hauteur de la pression sanguine ; ce qui prouve bien que cette hauteur est surtout la conséquence de la présence du réseau capillaire dont la disposition et la résistance diffèrent sans doute assez peu d'une espèce à l'autre. Si l'on consulte les tableaux dressés par Volkmann, Jolyet, on voit que ces chiffres de tension maxima oscillent presque tous entre 90 et 170 millimètres de Hg, rarement au-dessus ou au-dessous : 90 à 95 chez le rat, le cobaye, le lapin, 110 chez le cheval, 120 chez le chien, 140 chez le canard et quelques oiseaux. Janeway fait remarquer avec raison que ces chiffres extrêmes (100 à 200) ne sont pas très éloignés de ceux que l'on rencontre chez l'homme dans diverses circonstances pathologiques.

Dans *une même espèce*, on peut voir des variations très étendues, et ces variations elles aussi ne dépendent nullement de la taille de l'animal mais bien plutôt de conditions physiologiques et surtout pathologiques différentes. Chauveau, en prenant la pression directement dans le ventricule gauche chez trois chevaux, a trouvé 95, 128, 140 millimètres Hg, ce dernier chiffre chez un cheval âgé ; Volkmann a même vu dans la carotide du cheval la tension s'élever à 200 et même 306 millimètres. Crile (1903), chez cent chiens, trouva dans la carotide des pressions variant entre 80 et 170 millimètres Hg, et il note expressément qu'il n'y avait aucune relation entre le chiffre de pression et les dimensions du corps de l'animal ; nul doute qu'il ne s'agisse là de variations pathologiques de la tension artérielle.

Chez l'*homme*, plusieurs mensurations directes ont pu être exécutées au cours d'amputation du bras ou de la cuisse, à l'aide de manomètres à Hg reliés par une canule au bout central de l'artère sectionnée. Faivre (1856) a noté 120 millimètres Hg dans la fémorale, et 115 à 120 dans l'humérale. Albert (1883) a trouvé des valeurs variant entre 100 et 160 millimètres dans la tibiale antérieure, et Kuhe Wiegandt (1896) 150 millimètres dans la radiale, chez une urémique. Plus récemment Otfried Müller et Blauel (1907), dans une série de mensurations effectuées chez trois sujets au cours d'amputations du bras ou de l'avant-bras et à l'aide du manomètre métallique et à Hg, ont pu noter non seulement le chiffre de la pression maxima, mais celui de la pression minima ainsi que l'amplitude des oscillations respiratoires. Dans deux cas, la *pression systolique* oscillait dans la radiale entre 110 et 115 millimètres Hg, et se trouvait dans un troisième cas autour de 100 millimètres Hg dans l'humérale. La *pression minima* était comprise entre 60 et 80 millimètres Hg dans tous ces cas. Quant aux *oscillations respiratoires* (chez des malades anesthésiés il est vrai), elles étaient considérables et atteignaient jusqu'à 16 millimètres pour la pression systolique et 12 millimètres pour la pression diastolique.

Les nombreuses mensurations sanglantes pratiquées chez l'animal nous ont montré que dans une même espèce (et, nous le répétons, indépendamment de toute question de taille), *la pression artérielle pouvait varier du simple au double et même au delà !* Il en est certainement de même chez l'homme, et si l'écart des chiffres relatés plus haut n'est pas aussi extrême, c'est qu'il s'agissait presque toujours de malades opérés pour des affections chirurgicales et dont les différents viscères, les reins surtout, étaient sans doute suffisamment sains. Il est clair que ces variations de la tension sanguine n'ont pas lieu au hasard et se trouvent sous la dépendance étroite de lésions ou tout au moins de troubles fonctionnels importants de l'appareil cardio-vasculaire. Si l'on songe d'autre part que le cœur n'a pas d'autre rôle que d'établir rythmiquement, à l'origine du système artériel, les variations de tension qu'exigent les besoins de la circulation périphérique et viscérale, comment ne pas être frappé des indications précieuses que peuvent donner les variations de cette tension artérielle sur le fonctionnement du cœur, sur l'état des vaisseaux et aussi sur celui de certains viscères, notamment de ceux qui, comme le rein, sont dans un rapport si intime avec la circulation? Comment ne pas être tenté de lire, dans les variations de la tension sanguine, les modifications apportées au fonctionnement de tous ces appareils? Lecture singulièrement compliquée encore, car il faut bien avouer que la multiplicité des causes qui se donnent rendez-vous pour influencer la tension artérielle a ajouté peut-être davantage à la confusion qu'à la richesse de la science sphygmomanométrique! Les fruits de cette science, née seulement depuis trente ans, ne sont pas encore mûrs : c'est une raison de plus pour montrer le chemin parcouru, pour exposer ce que l'on sait actuellement de la *mesure* de la pression sanguine et pour esquisser la *valeur séméiologique générale* des principales variations de la tension artérielle.

PREMIÈRE PARTIE

MESURE DE LA TENSION ARTÉRIELLE
(TECHNIQUE SPHYGMOMANOMÉTRIQUE)

—— —

Plus de cent ans s'étaient écoulés, comme le remarque Janeway, entre la découverte de la circulation du sang par Harvey (1628) et la première mensuration de la tension artérielle chez l'animal (1744) ; un autre siècle devait passer encore avant qu'on eût l'idée de faire l'application clinique de ces données à l'homme. Dès 1855, Vierordt, suivi par quelques autres chercheurs, avait essayé « de mesurer indirectement la pression sanguine au moyen de la contre-pression nécessaire pour faire disparaître les pulsations d'une artère ». Mais ce n'est que dans le dernier quart du dix-neuvième siècle, sous le parrainage illustre de von Basch à Vienne et de Potain, qui le premier en France eut la vision claire de l'importance clinique de la sphygmomanométrie, que la question devait entrer dans une phase vraiment active.

La *palpation simple des artères*, pratiquée sur la radiale ou, comme le conseille Romberg, sur des artères plus volumineuses (carotide, fémorale), peut fournir des renseignements précieux sur le degré de la tension sanguine, à condition que l'on prenne, comme base d'appréciation, non la force ou l'amplitude du pouls, mais sa *dureté* et la *difficulté qu'on a à l'écraser*. Cependant les renseignements fournis par cette méthode d'exploration sont toujours imprécis et souvent infidèles; et, après avoir palpé même très attentivement certaines radiales, surtout chez la femme, on est bien souvent étonné de trouver au sphygmomanomètre une tension que l'on ne soupçonnait pas. Cela tient, comme on l'a fait remarquer, à ce que notre sens musculaire nous trompe et n'apprécie que la force totale exercée sur l'artère pour l'écraser et non la force par unité de surface. Un vaisseau de petit calibre, comme la radiale, donnera toujours l'impression d'une tension infiniment moindre que la carotide ou l'aorte abdominale explorées chez le même sujet, alors qu'en réalité les différences de tension y sont assez minimes.

Les *appareils* proposés pour la mesure de la tension artérielle sont à l'heure actuelle presque innombrables, et l'on n'attend pas que nous donnions ici de chacun d'eux une description détaillée à laquelle un gros volume ne suffirait certainement pas. Bien souvent du reste, ces divers appareils ne diffèrent les uns des autres que par des adjonctions secondaires ou des modifications de détail, quand ce n'est pas seulement par le nom de l'auteur. Aussi nous attacherons-nous surtout à mettre en lumière les principes différents sur lesquels reposent ces divers appareils, en nous efforçant dans chaque cas de les comparer les uns aux autres afin de mettre en évidence leurs avantages ou leurs inconvénients respectifs. Une telle étude critique sera sans doute plus utile qu'un catalogue détaillé, même très complet.

La grande division qui nous paraît vraiment s'imposer entre toutes les méthodes sphygmomanométriques est là suivante. Ces méthodes reposent toutes sans exception, comme point de départ, sur la *compression d'une artère*. Mais de là elles bifurquent nettement, et il faut établir une distinction radicale entre celles basées sur l'*examen de la circulation au-dessous de la compression* et celles qui reposent sur l'*examen des mouvements ou oscillations des parois artérielles au niveau de la compression*.

CHAPITRE PREMIER

MÉTHODES BASÉES SUR L'EXAMEN DE LA CIRCULATION AU-DESSOUS DE LA COMPRESSION

Ces méthodes, les premières employées, eurent tout d'abord pour but de fixer uniquement la valeur de la *pression systolique*; mais, plus tard, on les fit servir aussi à la détermination de la *pression diastolique*.

§ 1. — Détermination de la pression systolique.

Le principe est le même dans tous les appareils proposés, et les divers moyens mis en œuvre n'ont pas d'autre but que d'arriver à *fixer la pression nécessaire pour écraser une artère et arrêter toute circulation au-dessous*. Seuls varient l'artère comprimée, le moyen employé pour se rendre compte de l'arrêt de la circulation, et surtout le procédé de compression : *bloc solide, pelote élastique, manchette pneumatique*.

1° **Écrasement de l'artère par un bloc solide.** — La sphygmomanométrie semble être née de la sphygmographie, car les premières tentatives consistèrent uniquement à charger de poids le ressort d'un sphygmographe jusqu'à écrasement complet de l'artère. Tels sont les procédés de Vierordt (1855), Forster (1867), Béhier (1868), Landois, Philadelphien (1897).

D'autres auteurs utilisèrent la pression, sur l'artère, d'une tige métallique terminée par une petite pelote ou par un renflement plus ou moins allongé : appareil de Waldenburg (1877), Bloch-Verdin-Chéron (1888), Hoorveg (1889), etc.

Dans toutes ces méthodes, l'exploration porte sur la radiale et l'écrasement complet de l'artère est annoncé, lorsqu'il s'agit du ressort du sphygmographe, par la suppression de tout tracé sphygmographique et, dans les autres cas, par la dispari-

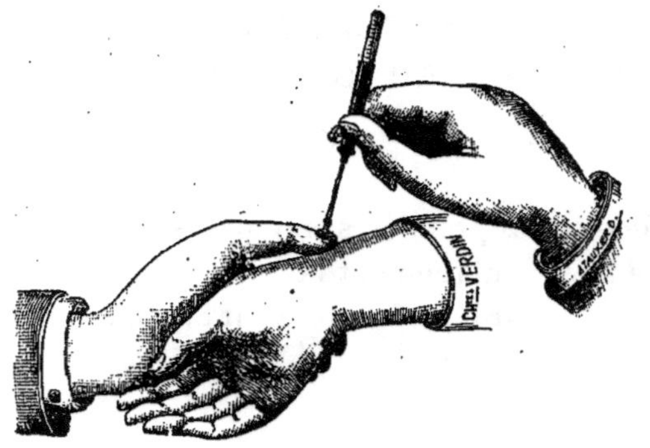

Fig. 4. — *Sphygmomanomètre de Bloch-Verdin-Chéron*. Le pouce de l'opérateur, interposé entre l'instrument et la radiale, transmet la pression et apprécie le moment de la disparition du pouls.

tion du pouls perçu à la palpation de l'artère au dessous de la compression, ou même au niveau de la compression lorsqu'il y a interposition du pouce entre le compresseur et le vaisseau comme dans le procédé de Bloch. La pression nécessaire pour effectuer cet écrasement est calculée, directement ou indirecte-ment, à l'aide d'un ressort dont les variations de tension sont graduées en grammes et peuvent être converties en centimètres de Hg.

Tous ces appareils ne sont plus guère employés actuelle-ment car ils reposent sur un principe dont la défectuosité a été bien mise en évidence par Marey dès 1875, puis par Potain. « L'effort qu'exerce une artère contre le poids ou le ressort qui la presse, écrit cet auteur, dépend en effet, non seulement de la pression du sang dans cette artère, mais aussi *de son calibre et de l'étendue de la portion du vaisseau qui porte l'appui du poids ou du ressort*. Et non seulement le calibre de la radiale diffère considérablement suivant les sujets et même d'un poignet à l'autre, mais il se modifie d'un instant à l'autre en raison même de l'action des artères qui sont des tubes contractiles et élastiques. Quelque ingénieux donc que puisse être le mécanisme à l'aide duquel on cherchera à apprécier le poids variable que peut soulever une artère, on n'obtiendra jamais d'autres données que la résultante de conditions complexes, parmi lesquelles la pression artérielle est un facteur qu'on n'a aucun moyen de déterminer. C'est dire qu'il faut y renoncer absolument. »

2° Écrasement de l'artère par une pelote élastique (Procédé de von Basch-Potain). — Le principe de la méthode est le suivant : lorsqu'on comprime une artère contre un plan résistant à l'aide d'une pelote à contenu fluide (gazeux ou liquide), il arrive un moment où la pression à l'intérieur de la pelote dépasse légèrement la tension intra-vasculaire et va provoquer l'écrasement des parois artérielles l'une contre l'autre, empêchant ainsi le passage du sang. Le chiffre de la pression obtenue à l'intérieur de la pelote, au moment limite de la disparition ou de la réapparition du pouls, marque la tension artérielle maxima.

Von Basch, qu'on a appelé le père de la sphygmomanométrie, imagina en 1876 le premier appareil basé sur ce principe : la pelote était formée d'une petite calotte de caoutchouc adaptée au bord d'un cylindre de verre ou d'une cupule de laiton, le contenu fluide était représenté par de l'eau introduite dans le système à l'aide d'un entonnoir, l'instrument de mesure enfin par un manomètre à Hg communiquant avec la pelote à l'aide d'un tube de caoutchouc. C'est ce modèle primitif qui fut modifié parallèlement par v. Basch qui substitua assez rapidement le manomètre métallique au manomètre à Hg, puis par Potain (1889) qui perfectionna l'ampoule de caoutchouc et remplaça l'eau par l'air, rendant ainsi l'appareil plus pratique et plus maniable. Tel qu'il est sorti de ces modifications, le sphygmomano-

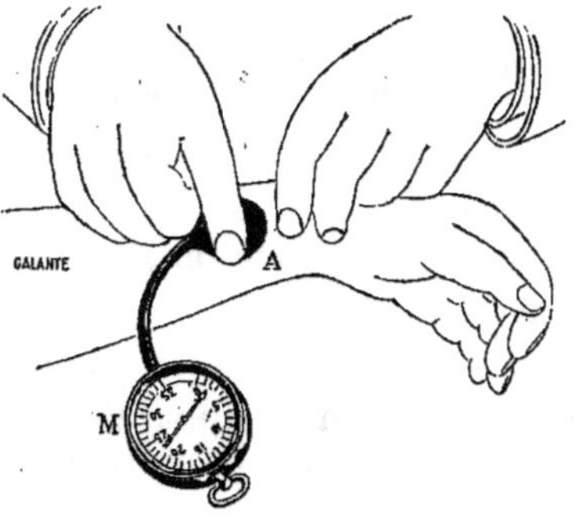

Fig. 5. — *Sphygmomanomètre de Potain.*

mètre de Potain est connu de tous, et les règles de son emploi (application de l'ampoule, arrêt de la récurrence par le médius, exploration du pouls par l'index) sont familières à chacun.

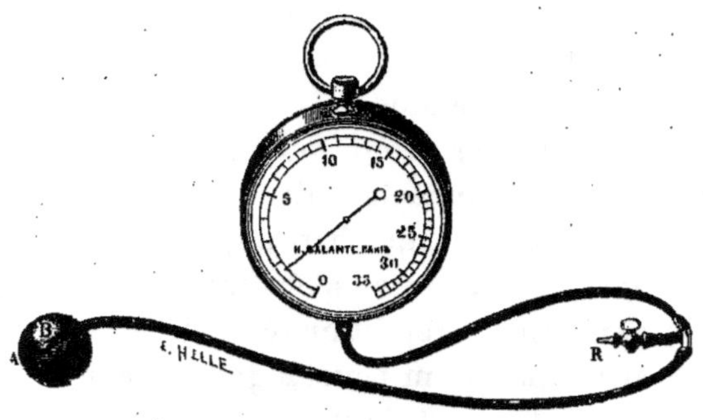

Fig. 6. — *Mode d'application du sphygmomanomètre de Potain.*

D'un prix minime, d'une application facile et rapide, aisément transportable, capable d'être appliqué indifféremment sur la radiale, la temporale, la pédieuse, susceptible de donner entre des mains un peu exercées des renseignements vraiment précieux, cet appareil fut employé à peu près exclusivement en

France pendant près de quinze à vingt années. C'est à lui qu'on est redevable des premiers progrès et surtout de la vulgarisation de la science sphygmomanométrique, comme à son inventeur d'avoir, le premier en France, eu la vision claire et lumineuse de l'importance clinique des résultats fournis par l'exploration de la tension artérielle.

Le principe sur lequel repose l'appareil de v. Basch et de Potain est certainement exact. Von Basch, en 1880, prenant chez l'animal, à l'aide de son appareil, la pression d'une carotide et d'une fémorale préalablement dénudées et au-dessous desquelles avait été glissée une petite planchette, trouva cette pression à peu près égale à celle obtenue par mensuration directe sanglante. Même constatation fut faite l'année suivante et avec le même résultat par Danthauny, puis par Potain à l'aide d'une circulation artificielle dans de minces tubes de caoutchouc ou de baudruche. Il est donc prouvé que, lorsque la paroi postérieure d'une artère est absolument fixée et lorsque l'on applique sur la paroi antérieure une ampoule élastique, l'affaissement de l'artère se produit à peu près au moment où la pression de l'ampoule égale ou dépasse légèrement la tension intra-artérielle.

Et cependant, si passant de l'expérimentation à la pratique, on considère les chiffres fournis par l'appareil de Potain chez des sujets normaux [17 centimètres Hg chez l'homme, 16 chez la femme (1)], on se rend compte de suite que ces chiffres sont nettement trop élevés. En effet, d'après toutes les mensurations directes faites chez l'homme, soit dans l'humérale, soit dans la

(1) La moyenne des chiffres trouvés par Potain chez 110 soldats est exactement 17,74. Les chiffres oscillaient entre 14,5 et 20,5. « On pourra, je pense, écrit Potain, se considérer comme ayant affaire à une pression se rapportant à l'état physiologique quand, chez un sujet de 20 à 25 ans, on trouvera les chiffres de 15 à 19 chez un homme, et de 14 à 18 chez une femme. » (POTAIN, *la Pression artérielle de l'homme à l'état normal et pathologique*, 1902.) Chez l'enfant, d'après Gaujoux (1908), la tension moyenne au Potain serait de 6 à 7 dans la première enfance, de 8 à 9 dans la deuxième enfance, de 13 à 15 entre 16 et 18 ans.

radiale, il ne semble pas que la pression normale réelle dépasse 11 à 12 centimètres de mercure. Il faut donc admettre que le sphygmomanomètre de Potain donne dans son emploi clinique, une surestimation de 5 à 6 centimètres Hg et non pas seulement de 1 centimètre Hg, comme le croyait son inventeur.

Cette discordance entre les résultats expérimentaux et cliniques fournis par l'appareil de Potain est facilement explicable. Chez l'homme, cet instrument n'est pas appliqué sur une artère dénudée et fixée sur une planchette, mais sur une radiale enfouie sous les téguments et reposant sur un lit musculo-osseux ; d'où la possibilité de deux causes d'erreur tenant : 1° aux parties interposées entre l'ampoule et le vaisseau ; 2° à la fixité insuffisante de l'artère. — Les causes d'erreur tenant aux *parties interposées* entre l'ampoule et l'artère, ou, plus exactement, à tout ce qui sépare le milieu sanguin de l'artère du milieu aérien de l'ampoule (paroi artérielle, parties molles superficielles, membrane de caoutchouc) ne sont certainement pas négligeables, mais sont sans doute assez faibles. Von Basch admettait une erreur de 2 à 5 millimètres pour la paroi artérielle, de 6 à 8 millimètres pour les parties molles, et Potain arrive à peu près aux mêmes conclusions. Rilliet estime plus récemment que l'erreur doit être de 10 millimètres Hg par 10 millimètres de tissu interposé. Ces causes d'erreur étant du reste communes à la compression par pelote et à la compression par manchette, nous reviendrons sur ces différents points avec plus de détails lorsque nous ferons la critique de la méthode de Riva-Rocci. — Les causes d'erreur tenant au *peu de fixité de l'artère* nous paraissent beaucoup plus importantes, et de plus, propres à la compression par pelote élastique ; il nous semble que c'est à elle surtout que se trouve due la surestimation considérable donnée par le sphygmomanomètre de Potain. La pression de l'ampoule ne se transmet intégralement en effet au liquide sanguin que si l'artère se trouve absolument fixée au-devant d'un plan résistant. Or, le lit radial sur lequel repose l'artère est toujours revêtu de parties molles (muscles, tissu conjonctif et fibreux) et de ce fait toujours assez inégalement rembourré, si l'on peut dire, suivant la musculature et l'embonpoint du sujet considéré. Avant d'être écrasée, la radiale va donc d'abord se laisser simplement *refouler* par l'ampoule, ce qui explique une déperdition assez notable dans l'utilisation de la force développée par le doigt compresseur. Von Basch l'avait bien compris et une radiale qui se laissait affaisser par une pression de 90 millimètres sur un plan résistant, nécessitait une pression de 140 millimètres pour être écrasée sur un lit musculaire ! Mais, chose plus grave, par suite de l'obliquité de la face antérieure de certains radius ou de la situation un peu interne de certaines radiales, il arrive souvent que l'artère se laisse non seulement refouler par l'ampoule, mais encore *dévier* latéralement et fuit au-dessous du tendon du grand palmaire, dans la direction de l'espace interosseux. Dès lors, la pression de l'ampoule s'exercera non plus perpendiculairement sur l'artère exactement pincée entre le lit radial et l'ampoule, mais obliquement, sur une artère déviée latéralement, et nous sommes persuadés que c'est en grande partie à cette cause que sont dues les surestimations si considérables et surtout si variables fournies par l'appareil de Potain.

La preuve qu'il en est bien ainsi, c'est que les chiffres donnés par l'appareil de Potain montrent souvent des écarts très appréciables (de 1 à 3 cm.) d'un côté à l'autre, et indiquent au niveau d'artères différentes (radiale, pédieuse, temporale) des différences de tension vraiment trop accusées et trop variables pour être en relation seulement avec le calibre des artères. Ce qui le prouve encore, c'est que le chiffre du Potain, apprécié comparativement avec celui du Gaertner et du Riva-Rocci s'abaisse singulièrement, comme nous avons pu le constater maintes fois, lorsque les conditions topographiques se prêtent à une compression très facile de l'artère (parties molles peu épaisses, lit radial large et résistant, et surtout artère en bonne situation ne fuyant pas sous le tendon du grand palmaire), et s'élève au contraire lorsque ces conditions ne sont pas remplies et surtout lorsque l'artère trop interne se laisse facilement dévier latéralement par la compression de l'ampoule. Étudiant chez plus de soixante malades les variations du « rapport de tension Gaertner-Potain » qui serait normalement de deux tiers d'après Bouloumié (1), nous avons vu, par suite de l'abaissement du chiffre du Potain, ce rapport s'approcher de l'unité et même la dépasser dans plus de 20 p. 100 des cas ; et, presque toujours, la parité croissante des deux chiffres était pleinement expliquée et pouvait même être prévue d'avance par la configuration de la partie inférieure de l'avant-bras et la facilité de compression de la radiale. C'est là un fait intéressant, tant au point de vue de la valeur du sphygmomanomètre de Potain qu'à celui de la question si controversée des « rapports de tension » et sur lequel nous aurons l'occasion de revenir plus loin.

On peut donc conclure :

1° Le sphygmomanomètre de Potain donne toujours, dans l'appréciation de la tension artérielle maxima, *une surestimation notable*, pouvant atteindre à la radiale jusqu'à 5 ou 6 cm. Hg ;

2° Cette surestimation *n'est pas fixe* et peut varier :

a) *Suivant l'artère explorée* (radiale, temporale, pédieuse), du fait de la compression plus ou moins facile sur les plans profonds ;

b) *Suivant les individus* (pour une même artère), par suite de la configuration différente de la région (poignet, cou-de-pied) ;

c) *Suivant l'opérateur* enfin (pour une même artère et un même individu), à cause de la délicatesse du mode d'application de l'instrument et d'un coefficient personnel assez élevé.

C'est dire qu'on ne peut accorder au chiffre du sphygmomanomètre de Potain une valeur absolue, que sa valeur relative elle-même diffère sensiblement dans chaque cas particulier (2),

(1) 12 centimètres Hg au Gaertner, pour 18 au Potain.
(2) Pour prendre un exemple, un chiffre de 18 centimètres Hg relevé

qu'il est nécessaire d'apporter une très grande prudence dans la comparaison des chiffres obtenus à l'aide de cet instrument avec ceux recueillis avec d'autres appareils ou sur d'autres artères, et qu'enfin, même chez un individu donné, on ne saurait vraiment accorder d'importance à des variations minimes du chiffre de la tension que si les mensurations ont été faites par le même observateur, ou si leur écart dépasse celui des erreurs possibles.

Malgré ses défauts, nous le répétons, il n'est pas niable que cet instrument n'ait rendu et ne puisse rendre encore de grands services au clinicien, mais ces services seront d'autant plus réels que celui-ci sera davantage prémuni contre les erreurs possibles.

3° **Compression par une manchette pneumatique (méthode de Riva-Rocci).** — Nous venons de voir que l'infériorité de la méthode de von Basch-Potain tenait surtout à ce que l'artère, comprimée seulement d'un côté, pouvait fuir au devant de la pelote et nécessiter ainsi pour l'écraser une pression de l'ampoule bien supérieure à sa propre tension. Un tel inconvénient doit forcément être évité par l'application non plus d'une pelote, mais d'une manchette circulaire entourant complètement le membre et établissant des pressions égales dans tous les sens.

C'est à Riva-Rocci, professeur de pathologie médicale à l'Université de Pavie, que l'on doit d'avoir introduit cette modification vraiment importante. Au Congrès italien de médecine interne de 1896, il présenta un appareil nouveau qui se composait essentiellement d'un brassard formé d'un tube pneuma-

avec l'appareil de Potain peut indiquer une tension normale si l'artère est difficile à comprimer, ou signifier une hypertension déjà notable si la radiale est d'une compression très facile. Or, si cette incertitude dans laquelle on se trouve sur la valeur absolue de la tension sanguine n'empêche pas d'en suivre les variations d'un jour à l'autre, on ne peut contester qu'elle soit vraiment très gênante à un premier examen et lorsqu'il s'agit d'établir un diagnostic.

tique revêtu au dehors d'une étoffe inextensible, d'une soufflerie Richardson pour y injecter de l'air sous tension, et enfin d'un manomètre à Hg destiné à mesurer la pression régnant à l'intérieur du brassard. La manœuvre était des plus simples : l'opérateur, explorant soigneusement le pouls radial d'une main, gonflant de l'autre, à l'aide de la poire, le brassard appliqué sur le bras, n'avait qu'à noter sur le manomètre à Hg le chiffre de

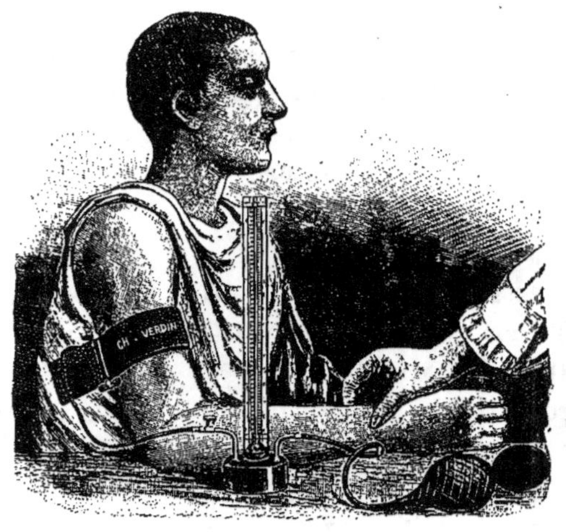

FIG. 7. — *Sphygmomanomètre de Riva-Rocci et mode d'application.*

pression au moment précis où disparaissait et réapparaissait le pouls radial et obtenait ainsi la pression maxima ou systolique. Cet appareil eut une fortune prodigieuse et fut rapidement adopté, de préférence à l'appareil de v. Basch, en Italie, en Allemagne, en Russie, en Angleterre, en Amérique, tandis qu'en France on devait persister très longtemps encore à se servir du sphygmomanomètre de Potain.

Au cours de ses pérégrinations, cet appareil subit d'assez nombreuses *modifications* dont une seule importante (augmentation de la hauteur de la manchette), les autres étant accessoires ou inutiles. On trouverait aisément dans le commerce peut-être une trentaine de modèles de sphygmomanomètres basés sur le principe de Riva-Rocci et différant seulement par le manomètre employé, le mode de soufflerie, les dimensions exactes du brassard ou l'agencement de ces différentes parties. En cours de route, la méthode de Riva-Rocci subit encore quelques *additions* plus importantes, ayant surtout pour but de substituer à l'appréciation subjective de la disparition du pouls une représentation objective de ce phénomène. Au lieu de nous attarder à la description détaillée des divers modèles proposés,

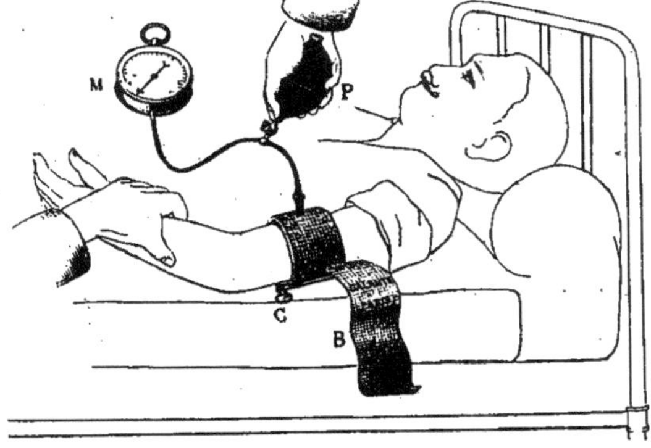

Fig. 8. — *Sphygmomanomètre du type Riva-Rocci* (modèle de Gros).

nous signalerons seulement à propos de l'instrumentation et de la technique de la méthode de Riva-Rocci les principes généraux sur lesquels reposent toutes ces modifications ou additions.

A. Instrumentation et technique. — La mesure de la tension systolique par la méthode de Riva-Rocci comprend les deux termes suivants : compression artérielle par un lien pneumatique circulaire et appréciation de la disparition du pouls au-dessous de la compression.

a. Compression artérielle par un lien pneumatique circulaire. — C'est presque toujours sur l'humérale, au niveau du bras, que l'on fait porter la compression, car la conformation cylindrique de ce segment de membre se prête admirablement à l'application du brassard. Mais on peut parfaitement appliquer la manchette à l'avant-bras (Lagrange, Max Herz, etc.) ou même à la cuisse ou à la jambe pour certaines recherches comparatives.

α) La *manchette* a fait le sujet de nombreuses discussions au sujet de la hauteur qu'il convenait de lui donner.

Riva-Rocci et, après lui, Gumprecht se servaient d'une chambre à air ordinaire de bicyclette, c'est-à-dire d'un tube élastique qui, étalé, mesurait 5 à 6 centimètres de largeur. Ce tube était revêtu naturellement sur sa face externe d'une enveloppe de tissu inextensible.

H. von Recklinghausen eut le premier le mérite de montrer que cette hauteur n'était pas suffisante. En effet, les parties molles du bras interposées entre le brassard et la paroi arté-

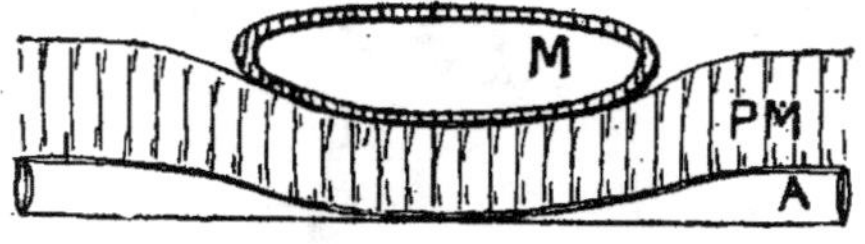

FIG. 9. — Figure schématique montrant l'affaissement inégal, à cause de la présence des parties molles (P M), de la paroi de l'artère (A) suivant que cette paroi correspond à la partie centrale ou aux bords de la manchette brachiale (M). Avec une manchette large, l'écrasement ne se manifeste tout d'abord que dans une portion centrale et assez limitée du cylindre artériel.

rielle opposant une certaine résistance à la transmission de la pression de la manchette jusqu'à l'artère, il va s'ensuivre que la partie centrale du cylindre artériel enfermé sous le brassard supportera une charge bien plus lourde que les parties périphériques situées sous ses bords. Il arrivera donc un moment où, la tension à l'intérieur de la manchette brachiale devenant égale ou un peu supérieure à la tension intra-artérielle, la partie centrale du cylindre artériel s'affaissera, alors que les parties périphériques resteront encore béantes. Ces parties périphériques non affaissées seront d'autant plus étendues que l'épaisseur des parties molles sera plus considérable. On comprend dès lors que si la manchette n'est pas assez large, les deux portions périphériques arriveront à gagner jusqu'au centre, à communiquer l'une avec l'autre, et ainsi l'artère ne se trouvera oblitérée en aucun point, même avec une pression du manchon égale ou légèrement supérieure à la pression intra-artérielle.

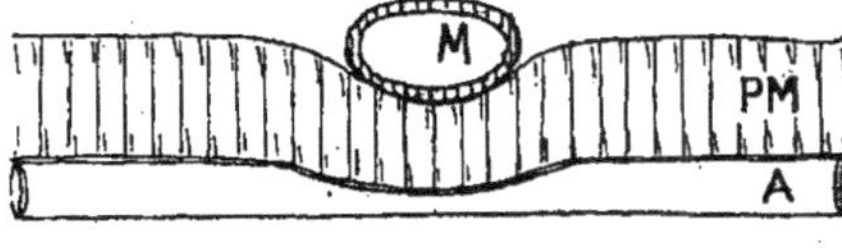

FIG. 10. — La pression qui existe dans la manchette est la même que dans la figure précédente ; mais, par suite de l'étroitesse de la manchette, la paroi artérielle se trouve seulement déprimée et l'oblitération de l'artère n'est réalisée nulle part.

Ce n'est qu'à une pression beaucoup plus élevée (d'autant plus élevée que la manchette sera plus étroite et les parties molles plus épaisses) que l'oblitération se produira.

Expérimentalement, il est aisé de démontrer que pour arrêter la circulation dans un tube de caoutchouc recouvert de tissus élastiques, il faut établir dans le manchon qui l'entoure une pression d'autant plus élevée que ce manchon est plus étroit. Chez l'homme, la démonstration n'est pas moins facile à faire si l'on met à un bras une manchette de 5 à 6 centimètres de hauteur et à l'autre bras une manchette de 15 centimètres ; il faut, pour éteindre les pulsations radiales, établir une pression de 140 à 150 millimètres Hg dans le premier cas, et de 110 à 120 millimètres seulement dans le second, soit une différence de 30 millimètres environ.

Comment dès lors fixer la hauteur que devra affecter la manchette ? Très facilement. Si l'on augmente en effet dans le premier bras la hauteur du brassard de centimètre en centimètre, on voit l'écart entre les deux pressions diminuer progressivement et rapidement jusqu'à un point où elles deviennent égales. Or, la bonne manchette, dit von Recklinghausen, est celle qui, mise à un bras, ne donne pas de tension plus élevée qu'une autre plus large appliquée sur l'autre bras.

D'après ce que nous venons de dire, on voit donc que, théoriquement, les dimensions optima de la manchette doivent varier, toutes choses égales d'ailleurs, suivant la configuration du bras qu'il s'agit d'explorer : une épaisseur plus grande des parties molles exigeant une hauteur de manchette plus considérable. Pratiquement, on comprend qu'on ne puisse avoir une

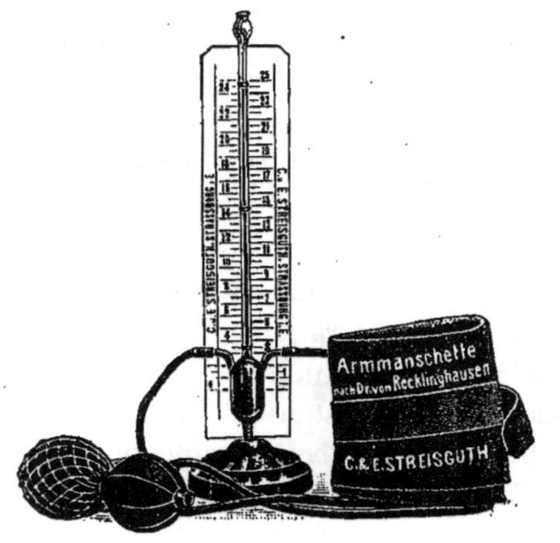

Fig. 11. — *Sphygmomanomètre du type Riva-Rocci, avec manchette large de von Recklinghausen.*

manchette pour chaque sujet et qu'il faille adopter un chiffre pouvant satisfaire à tous les cas. Suivant les auteurs et les modèles, ce chiffre oscille entre 10 et 15 centimètres. La manchette de Recklinghausen usitée universellement en Allemagne mesure 12 centimètres et semble bien suffire à tous les cas (1).

(1) La hauteur de 12 centimètres est également recommandée par Vaquez, Weiss. Dans les appareils de Janeway, Amblard, la hauteur du brassard est de 15 centimètres (chiffre primitivement adopté par Recklinghausen), et dans l'appareil de Gros, de 10 centimètres.

Ces idées de Recklinghausen, après avoir été adoptées très généralement, furent cependant combattues par quelques auteurs et notamment par Sahli (1904) qui entraîna à sa suite de nombreux partisans. Cet auteur, ne se rendant pas aux arguments de Recklinghausen, accuse une manchette aussi large de donner des chiffres trop bas du fait de l'obstacle qu'elle oppose à la progression de l'onde pulsatile ; et d'après lui, le pouls radial disparaîtrait avant que la pression systolique ait été atteinte, l'ondée sanguine étant arrêtée par la résistance qu'elle rencontre au cours du long tunnel qu'elle doit parcourir. Aussi conseille-t-il de s'en tenir à la manchette de 6 centimètres, plus commode, plus facile à appliquer, et au surplus donnant des chiffres de pression vraisemblablement plus exacts.

La question ne pouvait être tranchée que par l'expérimentation directe, et après des tentatives peu satisfaisantes de Gumprecht à l'aide de circulation artificielle chez le cadavre, de Fellner et Rüdinger chez le chien, de Schilling chez le veau, elle le fut sur l'homme de façon absolument décisive par Otfried Müller et Blauel en 1907. Chez trois malades devant subir l'amputation du bras ou de l'avant-bras, la tension artérielle fut prise directement à l'aide d'un manomètre dans la radiale ou l'humérale tandis qu'on mesurait successivement, à l'aide d'une manchette large de 15 centimètres et d'une manchette étroite de 6 centimètres, la pression nécessaire pour produire l'écrasement complet de l'humérale et l'arrêt de la circulation au-dessous. La pression accusée par les deux manchettes fut trouvée supérieure à la pression sanguine réelle ; mais tandis que l'écart moyen n'était que de 7,5 p. 100 avec la manchette large, il était de 41 p. 100 avec la manchette étroite(1). La ques-

---

(1) Otfried Müller et Blauel font remarquer que cet écart entre les résultats donnés par les deux manchettes peut diminuer chez des personnes amaigries offrant des bras se prêtant mieux à la compression. Dans un cas de ce genre, l'excédent de pression avec la manchette large était de 6 p. 100 et n'atteignait que 19 p. 100 avec la manchette étroite.

tion est donc jugée, et il faut se servir d'une manchette relativement large, pour laquelle on peut accepter le chiffre de 12 à 13 centimètres fixé par Recklinghausen comme convenant à la majorité des cas (1).

Les manchettes diffèrent encore entre elles par la qualité du caoutchouc, la résistance du tissu extérieur, le mode de fermeture. La meilleure est évidemment celle qui possède le caoutchouc le plus souple et le plus résistant, l'enveloppe extérieure la plus inextensible, la fermeture permettant une adaptation exacte de la manchette sur le bras. Ce dernier point a quelque importance, et Weiss a montré que (pour une manchette étroite tout au moins) un mode d'application trop lâche pouvait conduire à une surestimation du chiffre de pression systolique de 1 à 2 centimètres Hg. Certains brassards (Vaquez, Oliver), au lieu d'avoir un manchon élastique complet, n'ont qu'une pelote assez large que l'on adapte sur la face interne du bras ; cette disposition peut-être défendable, comme nous le verrons plus loin, lorsqu'il s'agit de la méthode oscillatoire de détermination de la pression systolique, ne semble pas présenter d'avantage appréciable avec la méthode de Riva-Rocci.

β) La *soufflerie* destinée à envoyer l'air sous pression dans la manchette et le manomètre, se trouve représentée avec une grande variété dans les divers appareils. C'est tantôt une simple *poire à valve* (Martin, Gros), dont l'inconvénient est d'envoyer de l'air par à-coups nuisibles dans le cas où l'on se sert d'un manomètre métallique ; tantôt une *pompe métallique*, qu'il s'agisse d'une simple pompe de bicyclette avec réservoir d'air (Vaquez) ou d'un modèle plus compliqué et plus imposant (pompe de Recklinghausen) ; tantôt un *compresseur* plus ou moins volumineux agissant sur un ballon de caoutchouc à parois résistantes (Jaquet, Pal, Oliver). Quelques autres auteurs se sont résignés à conserver la simple *soufflerie de*

(1) Sahli lui-même emploie actuellement une manchette de 8 centimètres au lieu de celle de 6 centimètres.

Richardson qui avait déjà été conseillée et employée par Riva-Rocci et qui, de tous les appareils, est certainement le moins coûteux, le moins encombrant et de beaucoup le plus commode. Il suffit simplement de veiller à ce que la seconde poire soit entourée non d'un filet mais d'une enveloppe très résistante, et munie à sa sortie d'une pièce métallique avec un système de valves et de robinets permettant de faire pénétrer l'air progressivement et avec la vitesse voulue dans la manchette, de le faire sortir lentement et progressivement, ou au contraire

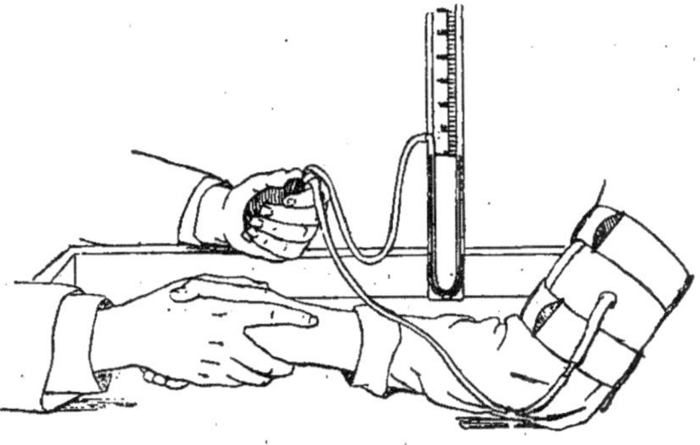

Fig. 12. — *Sphygmomanomètre du type Riva-Rocci* (modèle de Martin).

de l'évacuer rapidement lorsqu'on veut vider l'appareil et soulager le bras comprimé (1). La soufflerie de Richardson présente encore cet avantage pour l'opérateur de lui permettre de saisir à pleine main (comme le conseillait Riva-Rocci) la poire réservoir, de la comprimer ou de la décomprimer à sa guise, de façon à faire osciller la pression au-dessus et au-dessous du chiffre que l'on désire préciser exactement.

(1) Nous avons fait construire par Galante pour notre usage personnel une soufflerie avec pièce métallique adaptée dont nous ne donnerons même pas la description, chacun pouvant l'imaginer aisément. Disons seulement que lorsque le réservoir d'air a été gonflé par quelques coups de pompe, il suffit à remplir le manchon jusqu'à une pression de 25 centimètres de Hg et même davantage.

γ) Le *manomètre* est soit un *manomètre à Hg* avec ses diverses variétés : en U, à cuvette avec dénivellation de 1 milli-

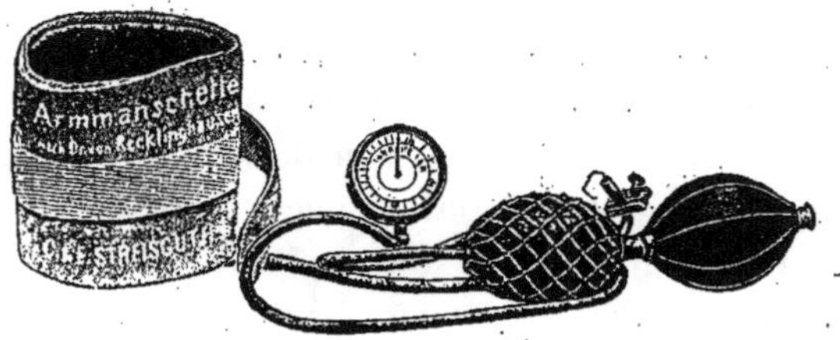

FIG. 13. — *Sphygmomanomètre du type Riva-Rocci avec manchette large et manomètre à Hg démontable de Sahli.*

mètre seulement pour 350 millimètres de pression (Riva-Rocci), à cuvette et à tube vertical démontable pour le transport (Sahli) ; soit un *manomètre métallique* comme c'est le cas dans

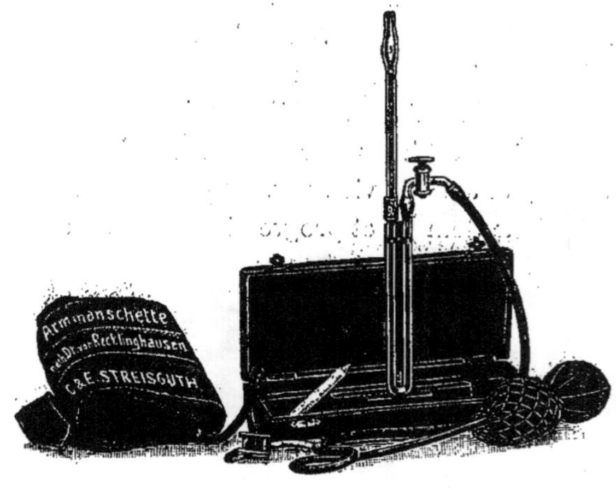

FIG. 14. — *Sphygmomanomètre du type Riva-Rocci avec manchette large et manomètre métallique.*

le plus grand nombre des appareils ; soit encore un *manomètre à air comprimé* (Max Herz, Oliver), gradué par comparaison avec un manomètre à Hg (1). On connaît les avantages respectifs

(1) Notons que dans le petit appareil très simplifié de Max Herz, il

de ces divers appareils : le plus commode dans la pratique est certainement le manomètre métallique, à condition que l'on prenne soin d'en vérifier de temps en temps et très soigneusement la graduation à l'aide d'un manomètre à Hg.

b. Appréciation de la disparition du pouls au-dessous de la compression. — Cette disparition peut être appréciée à l'aide de la palpation simple, de l'enregistrement graphique des pulsations artérielles, ou du contrôle de la vue.

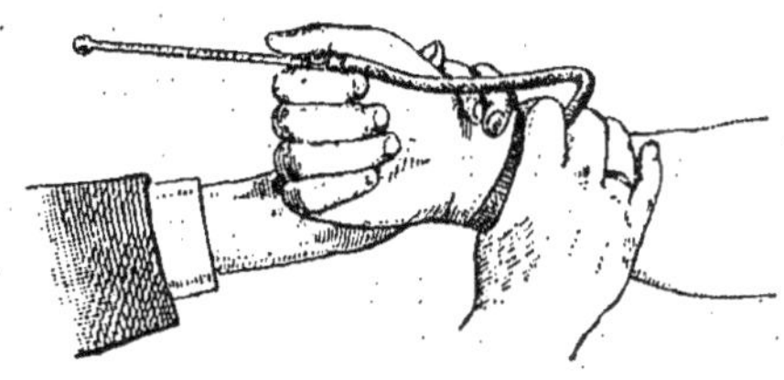

Fig. 15. — *Sphygmomanomètre de Herz.* Le petit manomètre à air comprimé est tenu par la main du sujet.

α) *Palpation simple.* — C'est le procédé le plus commode et le plus généralement employé. Le doigt palpe attentivement la radiale pendant que l'air pénètre dans la manchette brachiale ; bientôt les pulsations diminuent de force et d'amplitude, deviennent presque imperceptibles, puis disparaissent complètement. On laisse alors tomber lentement la pression en se tenant prêt à noter le moment de la réapparition de la première pulsation, qui, pour des raisons que nous exposerons plus loin, est en général un peu plus bas que celui de la disparition, et l'on prend comme résultat soit une moyenne entre ces deux chiffres, soit plus souvent celui de la disparition. Pour fixer ce chiffre avec plus de précision, on fait monter et descendre plusieurs fois la pression autour du point à déterminer, ce qui est particulièrement facile en saisissant à pleine main la

n'existe pas de pompe ou de soufflerie. La petite manchette destinée à être appliquée sur l'avant-bras est un petit sac plein d'air, et c'est la main qui en l'appliquant fait office de compresseur.

poire réservoir de l'appareil Richardson, et l'on prend une moyenne générale entre les résultats obtenus.

La disparition des pulsations peut être appréciée non seulement au niveau de la radiale mais encore sur le trajet de l'humérale, entre le bord inférieur de la manchette et le pli du coude. Si l'humérale est superficielle et peut être facilement pincée contre le plan osseux sous-jacent, l'exploration des pulsations est particulièrement facile et donne souvent un chiffre supérieur, de 4 à 8 millimètres, à celui fourni par l'exploration de la radiale ; au contraire, si l'artère est située profondément et difficilement accessible du fait de l'adiposité du sujet, le chiffre perçu à son niveau reste égal et peut même devenir inférieur, comme nous l'avons souvent constaté, à celui de la radiale. Dans chaque cas on se trouvera bien d'explorer successivement les deux artères et d'adopter le chiffre le plus élevé ; nous verrons du reste plus loin que l'exploration de l'humérale sera capable de fournir des renseignements très précieux pour la détermination de la pression diastolique.

Dans le cas où la détermination du chiffre de pression se prolongerait au delà de quelques secondes, et à plus forte raison si l'on doit faire de nombreuses mensurations, il est indispensable de vider d'air l'appareil afin de soulager le bras engourdi par une constriction un peu prolongée et d'éviter la stase veineuse qui pourrait venir vicier les résultats. Il est même bon, sans enlever la manchette brachiale, de laisser reposer le malade pendant quelques minutes, et de mettre un certain temps entre des mensurations successives ; de cette façon, on voit parfois la pression baisser de quelques millimètres Hg puis se maintenir à un taux fixe. C'est, bien entendu, le chiffre le plus bas qu'il faut retenir, l'élévation transitoire de pression ayant été provoquée par l'émotion du sujet et la constriction un peu douloureuse du bras.

En procédant de cette façon et avec un peu d'habitude, en prenant chaque fois le moment de disparition du pouls, ou une moyenne entre le moment de disparition et de réapparition, on arrive, dans une série de mensurations successives, à obtenir des chiffres se rapprochant vraiment beaucoup les uns des autres avec *un écart maximum ne dépassant guère* 2 à 3 *millimètres Hg*. Otto Schultze, en expérimentant avec des médecins habitués à la manœuvre, conclut que pour atteindre la meilleure moyenne il faut au moins six mensurations successives; mais il s'agit là d'approximations au millimètre Hg qui ne sont guère nécessaires en pratique. L'auteur met encore en évidence ce fait que l'écart des chiffres trouvés au cours de mensurations successives augmente beaucoup dans les recherches faites sans regarder le manomètre (unwissentliche Verfahren), alors qu'il diminue notablement si l'expérimentateur suit des yeux l'instrument. Dans le premier cas, en effet, la tension d'esprit, au lieu d'être guidée et ménagée par l'approche du chiffre trouvé précédemment, est pour ainsi dire constante, et amène une fatigue très rapide qui émousse les sensations en même temps qu'elle favorise l'apparition du pouls subjectif dans l'index explorateur.

Ce *pouls subjectif*, dû à la perception de pulsations dans les artères propres du doigt explorateur, peut être une cause d'erreur assez gênante. Il varie beaucoup comme *moment d'apparition* : en appuyant le doigt sur une table de bois, il apparaîtrait chez les uns, d'après Otto Schultze, au bout de 10 secondes, chez d'autres au bout de 20 secondes, et chez d'autres enfin ne se manifeste pas encore après une minute ; il varie aussi comme *intensité*, la sensation perçue par certains sujets pouvant être assez nette, assez troublante, pour qu'il soit vraiment impossible à l'observateur de dire s'il s'agit d'un pouls subjectif ou objectif.

Il résulte de toutes ces conditions qu'il y a pour chaque observateur une sorte de coefficient personnel tenant à la force d'attention dont il est capable, à la finesse du tact, à la présence ou non du pouls subjectif; mais les écarts obtenus, nous le répétons, sont toujours minimes et ne dépassent guère quelques millimètres Hg.

Dans le cas *d'arythmie accusée* il est évidemment impossible de fixer le taux véritable de la pression systolique, cette pression systolique variant avec chaque pulsation. On se contente d'ordinaire de fixer la tension des pulsations les plus fortes; c'est-à-dire le chiffre de pression de la manchette au delà duquel aucune pulsation n'arrive à la radiale. On pourrait de même déterminer le chiffre de pression suffisante pour éteindre les pulsations les plus faibles — et entre ces deux chiffres extrêmes serait comprise la tension systolique de toutes les pulsations.

β) *Méthode graphique.* — Cette méthode graphique, inaugurée par Masing, Sahli, Janeway, consiste simplement à substituer au doigt explorateur le ressort d'un sphygmographe et à inscrire le tracé du pouls radial pendant qu'on insuffle de l'air dans la manchette brachiale. Il est alors facile de se rendre compte des modifications apportées à l'amplitude des pulsations et d'apprécier le moment de leur disparition complète, ou de leur réapparition lorsque l'on fait baisser la pression. Cette méthode, comme nous le verrons plus loin, peut servir aussi à la détermination de la pression diastolique ; mais nous n'envisagerons ici que ce qui a trait au moment de la disparition totale des pulsations, c'est-à-dire à la pression systolique.

Dans une première série d'appareils, *le tracé du pouls est recueilli directement par un sphygmographe* placé sur la radiale (appareil de Bingel, 1906, sphygmotonographe de Jaquet, 1908, appareil de Stürsberg, 1909). Une première difficulté de cette disposition tient, comme l'a fait remarquer avec raison Sahli, à ce que, lors de l'insufflation de la manchette brachiale, la turgescence veineuse de l'avant-bras resserre les liens du sphygmographe, abaisse le ressort sur l'artère et fait monter la ligne générale du tracé en même temps que diminue l'amplitude des oscillations. Aussi cet auteur a-t-il fait réaliser une modification du sphygmographe de Jaquet consistant en un petit support placé au-devant du ressort du sphygmographe, afin d'éviter que ce dernier n'arrive à appuyer davantage sur l'artère. La seconde difficulté consiste à inscrire, au-dessus de la ligne du pouls, la courbe de la pression régnant dans la manchette brachiale, afin qu'il soit possible d'apprécier exactement à quelle pression va correspondre telle ou telle modification du sphygmogramme et surtout la disparition complète des pulsations. Dans les appareils de Bingel et de Stürsberg, l'ascension ou la descente de la colonne de mercure du manomètre détermine de 5 millimètres en 5 millimètres, à l'aide d'un mécanisme ingénieux, des interruptions électriques qui s'inscrivent

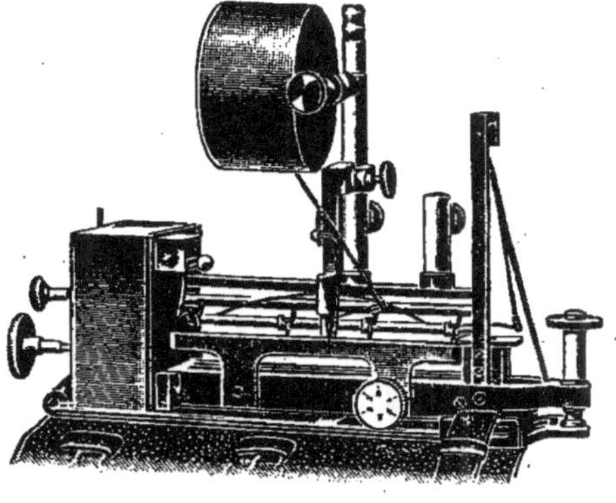

Fig. 16. — *Sphygmotonographe de Jaquet (de Bâle).* L'appareil consiste dans l'addition au sphygmocardiographe de Jaquet d'un tonomètre inscrivant la ligne de pression de la manchette brachiale sur le papier enfumé, au-dessus du tracé sphygmographique.

par une série d'encoches au-dessus du tracé du pouls ; il est donc assez facile, connaissant le point de départ de la graduation, d'inscrire au-dessus de chacune de ces encoches le chiffre de la pression correspondante. Dans le sphygmotonographe de Jaquet, l'inscription se fait de façon beaucoup plus simple par une courbe inclinée tracée par le stylet d'un petit manomètre métallique communiquant avec la manchette brachiale et placé directement sur le cardio-sphygmographe ; le point de départ de cette courbe de pression est fixé à 50 millimètres Hg et chaque ascension de 1 mm. 8 correspond (grâce à un ingénieux mécanisme de régulation placé dans le tonomètre) à une élévation de tension de 1 centimètre de Hg, ce qui rend le calcul exact de la pression facile à faire pour chaque point du tracé. Nous nous sommes servis dans nos essais de ce sphygmotonographe de Jaquet, facilement adaptable sur le cardio-sphygmographe, et nous avons pu nous convaincre qu'il était d'une application et d'un maniement vraiment très commodes (1).

Dans une deuxième série d'appareils, *l'inscription se fait indirectement à l'aide d'un bracelet pneumatique et d'un tambour de Marey.* Il en est ainsi dans le turgotonographe de Strauss, dans l'appareil de Münzer, dans le sphygmomanomètrographe de Lagrange ; une manchette appliquée sur l'avant-bras recueille les oscillations du pouls pour les transmettre à un tambour de Marey dont le stylet les inscrit sur un cylindre enfumé ou une simple bande de papier noirci. Dans le turgotonographe de Strauss, qui a fait l'objet d'assez nom-

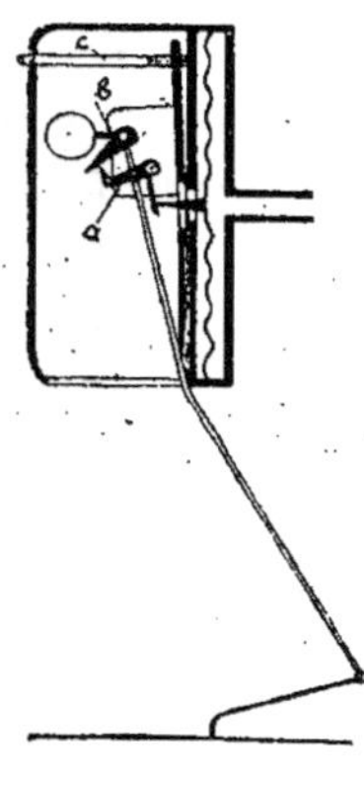

Fig. 17. — *Détail du tonomètre du sphygmotonographe de Jaquet.* Le jeu des leviers compensateurs assure un mouvement d'ascension régulier du stylet inscripteur de 1 mm. 8, pour chaque élévation de pression de 1 centimètre Hg.

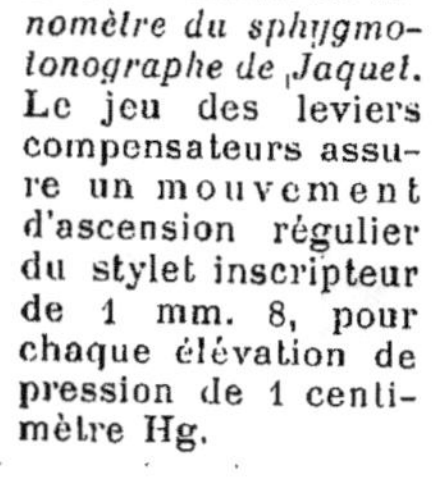

Fig. 18. — Schéma du mode d'application du sphygmotonographe de Jaquet, avec compresseur, manchette brachiale et appareil fixé sur l'avant-bras.

(1) Ce sphygmotonographe de Jaquet a été mis obligeamment à notre disposition, avec quelques autres appareils, par MM. C. et E. Streisguth, fabricants d'instruments de chirurgie à Strasbourg, que nous remercions de leur obligeance.

breuses publications, la courbe de pression s'inscrit de même
au-dessus du tracé du pouls.

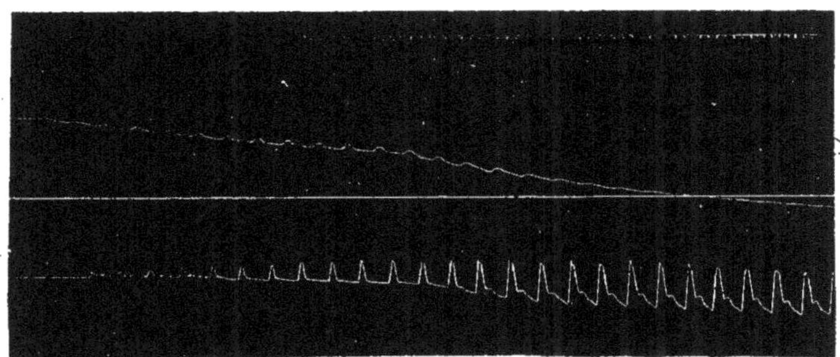

Fig. 19. — *Détermination de la pression systolique à l'aide du sphygmotonographe
de Jaquet.* La ligne inférieure montre la diminution progressive d'amplitude,
puis la disparition totale des pulsations radiales alors que la pression s'élève
dans la manchette brachiale. La ligne supérieure d'abord horizontale, puis
obliquement ascendante, inscrit les variations de pression de cette manchette.
La ligne horizontale, située à la partie moyenne, figure une ligne de niveau à
50 millimètres Hg. Pour évaluer la valeur réelle de la ligne de pression au
moment où se manifeste la disparition des pulsations radiales, il suffit de
mesurer la distance séparant cette ligne de pression de la ligne de niveau,
1 mm. 8 correspondant à une élévation de pression de 1 centimètre Hg au-
dessus de 50 millimètres Hg. (Tracé réduit de 2/5.)

γ) La *méthode visuelle* a pour but de rendre directement visible

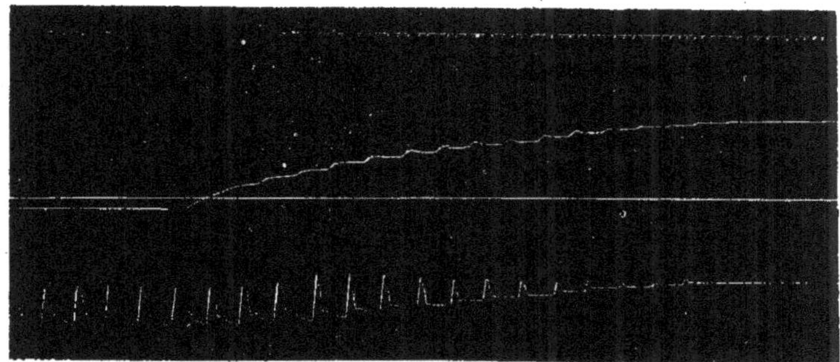

Fig. 20. — *Détermination de la pression systolique à l'aide du sphygmotonographe
de Jaquet.* Réapparition des pulsations radiales lors d'une pression décroissante dans la manchette brachiale.

à l'œil la cessation de la circulation au-dessous de la compression. — Dans un appareil imaginé par Bing (1907) il existe, immédiatement au-dessous de la manchette brachiale ordinaire, une deuxième manchette plus étroite qui doit fonctionner à la place du sphygmographe ou du doigt explorateur. On établit dans cette manchette inférieure une pression supérieure à la tension systolique et on la met en relation avec un tube capillaire avec index liquidien coloré suivant la méthode de Pal. A chaque pulsation du segment de l'artère compris entre

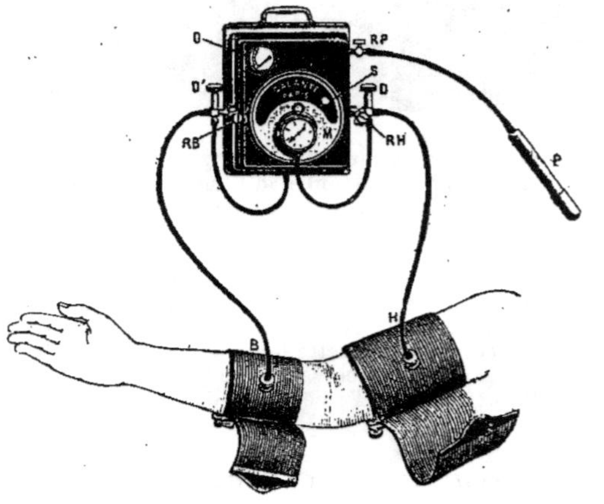

Fig. 21. — *Sphygmo-signal de Vaquez*. La manchette brachiale H est en communication avec le manomètre M ; la manchette antibrachiale B actionne le signal S, dont les oscillations traduisent l'état du pouls au-dessous de la compression ; le petit manomètre O renseigne sur la pression du réservoir d'air qui sert à injecter les deux manchettes.

les deux manchettes, le bord supérieur de la manchette inférieure reçoit un choc qui se transmet aisément à l'index capillaire ; de cette façon peuvent être indiquées soit la première diminution du pouls, soit sa disparition complète. — Dans le *sphygmo-signal* de Vaquez on applique, au niveau de la partie supérieure de l'avant-bras, une seconde manchette qui est en communication avec un signal mobile enfermé dans la même boîte que le manomètre. On règle la pression dans cette manchette de façon à obtenir de belles oscillations du signal et, en insufflant progressivement de l'air dans la manchette brachiale, on note le moment précis de la disparition ou de la réapparition des pulsations du signal.

δ) *Comparaison de ces méthodes.* — Quels sont les *avantages réciproques* de ces trois méthodes d'appréciation de la disparition des pulsations au-dessous de la manchette brachiale, palpation simple, enregistrement graphique, contrôle visuel? Il est à peine besoin de les signaler. La palpation simple a pour elle la simplicité, la commodité, la rapidité et surtout ne nécessite aucune instrumentation autre que celle de l'appareil de Riva-Rocci. La méthode graphique présente l'avantage de supprimer tout coefficient personnel de l'opérateur et de laisser des documents écrits que l'on peut facilement annexer à une observation, mais elle est d'une application sinon difficile, du moins longue et compliquée, et en tous cas impossible à faire au lit du malade. La méthode visuelle, et nous entendons par là le sphygmo-signal de Vaquez, supprime aussi les erreurs attribuables au coefficient personnel; l'appareil est d'une application facile au lit du malade, ne demandant pas beaucoup plus de temps que la palpation simple et, de plus, se prêtant fort bien à une démonstration objective et frappante pour les assistants.

Une question beaucoup plus intéressante est celle de la *sensibilité respective* de ces diverses méthodes. Or, de tout ce que nous avons lu ou pu voir par nous-même en comparant ces trois méthodes, il résulte que *la palpation simple du pouls radial ou huméral est un procédé d'exploration au moins aussi sensible que la méthode graphique ou visuelle.* Janowsky, partisan cependant de la supériorité de la méthode graphique sur la palpation, écrit : « Fort de 300 recherches comparatives, j'avoue que, par l'emploi prudent de la palpation, il est possible d'obtenir dans un grand nombre de cas des résultats concordants avec ceux obtenus par le procédé graphique. » Du reste, les auteurs d'appareils pour enregistrement graphique ne prétendent nullement que la méthode soit plus sensible que la palpation simple. Comparant nous-même chez 5 malades les chiffres de pression systolique obtenus par la palpation avec ceux obtenus à l'aide du sphygmo-signal de Vaquez ou du sphygmotonographe de Jaquet, nous avons vu que c'est presque toujours la palpation qui donne le chiffre le plus élevé. le sphygmo-signal donnant des chiffres égaux ou inférieurs de 3 à 4 millimètres Hg, le sphygmotonographe donnant des chiffres presque toujours plus bas de quelques millimètres à 1 centimètre Hg et même davantage (1). Il faut donc conclure que la palpation est un procédé vraiment très sensible et qu'une pulsation radiale assez forte pour faire osciller le signal de Vaquez et, à plus forte raison, pour soulever le ressort du sphygmographe, l'est certainement assez pour être perçue au doigt explorateur.

Cette sensibilité de la palpation simple, qui étonne tout d'abord, surprendra moins lorsque l'on saura qu'O. Müller et Blauel ont trouvé ce mode d'exploration à peu de chose près aussi sensible (pour apprécier l'arrêt ou le retour des pulsations) qu'un manomètre mis directement en communication avec l'artère radiale. En effet, chez un malade devant subir une amputation du bras, une manchette brachiale ayant été placée du côté sain, une autre du côté à opérer, ils constatèrent que le doigt explorateur du côté sain annonçait la disparition des pulsations à peu près exactement au même moment (à 5 millimètres Hg près) où, du côté à opérer, le manomètre mis directement en communication avec la radiale montrait la cessation de toute oscillation !

N'est-ce pas une nouvelle preuve, expérimentale cette fois, que la palpation attentive, pratiquée par un observateur un

(1) Le sphygmotonographe de Jaquet, comme la palpation simple, donne toujours des chiffres sensiblement plus élevés pour la disparition que pour la réapparition des pulsations. L'appréciation de la pression systolique exacte est quelquefois difficile à fixer sur le tracé, car on ne sait au juste à quelle distance de la dernière ou de la première pulsation il faut calculer la pression. L'erreur peut être assez forte si la ligne de pression monte très rapidement.

peu exercé, est vraiment capable de renseigner exactement sur le moment où cesse ou se rétablit la circulation dans l'artère explorée.

B. CHIFFRES OBTENUS. — Il est difficile de fixer un chiffre de tension systolique absolument normal, car c'est là une valeur susceptible de varier dans d'assez grandes limites suivant les dispositions physiologiques des individus. On admet cependant que les limites physiologiques de ces variations sont comprises entre 100 et 130 millimètres Hg. On peut donc considérer, *comme moyenne ordinaire, le chiffre de 110 à 120 millimètres Hg*, 100 constituant une valeur nettement faible et 130 une valeur plutôt forte. Ces chiffres sont légèrement plus bas chez la femme que chez l'homme, et nettement plus élevés chez le vieillard que chez l'adulte. Nous n'avons pas besoin de dire enfin qu'ils sont beaucoup plus forts (140 à 160), si l'on se sert d'une manchette étroite de Riva-Rocci. A l'état pathologique, on peut constater des oscillations énormes autour de ces chiffres, la tension pouvant descendre jusqu'à 80 et monter jusqu'à 220, 250 et même davantage. On entrevoit donc déjà quelle peut être la valeur séméiologique et l'importance de variations comprises dans une échelle aussi étendue pouvant aller non seulement du simple au double, mais encore du simple au triple, car il n'est certainement pas indifférent que le sang circule dans nos artères avec une tension de 100 ou de 200 millimètres Hg!

Pour que ces chiffres soient valables, il faut évidemment qu'ils aient été recueillis *à la hauteur du cœur*, sans quoi un certain degré de pression hydraulique (facile à calculer par la distance verticale qui sépare le point exploré de la situation du cœur) vient forcément se retrancher ou s'ajouter à la tension sanguine. Le niveau du cœur auquel doivent être reportées toutes les mensurations peut être fixé, d'après von Recklinghausen, sur un point occupant le milieu d'une ligne allant perpendiculairement de la partie inférieure du sternum à la colonne vertébrale. Lorsque la manchette est appliquée à la partie moyenne du bras, le malade étant assis et l'avant-bras reposant sur une table, ou le malade étant couché son bras étendu près de lui, elle peut être considérée comme en bonne position. Toutes les fois que l'on s'écartera de cette situation, et à plus forte raison si l'on prend la tension sur d'autres parties du corps (jambe, cuisse, avant-bras), les chiffres ne seront comparables entre eux, sous peine des plus grossières erreurs, qu'après avoir subi une correction les ramenant à la hauteur du cœur ; il suffira pour cela d'apprécier en millimètres de Hg la hauteur de la colonne sanguine séparant le point exploré du niveau cardiaque, et de soustraire ou d'ajouter cette valeur au chiffre trouvé primitivement suivant que le point exploré se trouvera au-dessous ou au-dessus du cœur. Un exemple suffira à montrer l'importance de cette règle. Deux manchettes étant appliquées chez un sujet sain à la cuisse et au bras, et la lecture des pressions étant faite simultanément à l'aide de la disparition des pouls radial ou tibial postérieur, l'écart de ces pressions va différer absolument suivant la position respective des deux membres. Dans la situation horizontale, la pression est exactement la même à 2 millimètres près, alors que dans les autres situations (verticale, en L, la tête en bas), l'écart peut monter à 50, 70 et même 80 millimètres de Hg; Léonard Hill et Martin Flack, qui ont rapporté plusieurs de ces mensurations, font remarquer que ces écarts considérables sont toujours l'équivalent (à 1 à 2 millimètres près) de la hauteur de la colonne liquide séparant les deux brassards et calculée en millimètres Hg. Il en est de même pour deux manchettes appliquées aux deux bras: si l'un des bras est élevé, l'autre abaissé, la différence des pressions observées peut atteindre 10 à 18 millimètres Hg, mais se trouve toujours exactement égale (à 2 millimètres près) à la différence de niveau des deux brassards calculée comme précédemment.

Le chiffre de pression trouvé chez un sujet *au cours de mensurations successives* — si l'on a soin de ramener très souvent la pression du brassard à 0 afin de soulager le malade et d'éviter la stase veineuse de l'avant-bras — peut être *remarquablement fixe* et osciller à peine de 2 à 3 millimètres Hg. Otto Schultze cite une série de 50 mensurations effectuées chez un même sujet, en moins d'une heure, par un observateur très éduqué avec un écart n'ayant jamais dépassé 1 millimètre et demi à 2 millimètres Hg ! Mais le fait est exceptionnel et, le plus souvent, lorsqu'on fait une série de 7 à 8 mensurations, on constate une *tendance très nette de la pression à s'abaisser*, le chiffre le plus élevé étant presque toujours celui trouvé en premier lieu. Cette chute de la pression ne porte en général que sur 4 à 8 millimètres Hg ; parfois cependant, on la voit descendre en un quart ou une demi-heure de près de 1 centimètre et demi à 2 centimètres Hg (1).

On peut invoquer, pour expliquer cet abaissement des chiffres indiqués par le manomètre, des variations parallèles de la tension artérielle *générale* ou *locale*. Il est possible, en effet, que l'application de l'appareil — par suite de l'émotion du sujet ou de la faible douleur éprouvée — fasse monter légèrement la pression qui revient alors progressivement, en quelques minutes, à son taux initial ; on peut admettre encore qu'en l'espace d'un quart d'heure ou d'une demi-heure, la tension sanguine dont on connaît les oscillations constantes puisse varier dans des limites assez étendues et sous l'influence de causes qui nous échappent. Il peut se faire aussi qu'une partie de cette chute de la pression relève de modifications de la tension locale. Sahli, Strauss et Fleischer, Münzer ont montré, en effet, que la pression s'abaissait parfois de quelques millimètres, seulement dans le bras exploré, alors qu'elle restait fixe dans l'autre. Cela

(1) Otto Schultze a constaté les abaissements extrêmes suivants chez des sujets paraissant absolument normaux : en 30 minutes, 3 centimètres Hg ; en 19 minutes, 14 millimètres Hg ; en 18 minutes, 19 millimètres Hg ; en 32 minutes, 21 millimètres Hg. Von Recklinghausen a noté dans un cas un abaissement de 15 millimètres Hg, et dans un autre cas (qu'il attribue du reste à une erreur), un écart de 31 millimètres Hg.

tiendrait, d'après Münzer, à ce que l'application de la manchette serait susceptible de provoquer des réactions vaso-motrices périphériques importantes ou de modifier l'état d'élasticité des parois artérielles.

Strauss et Fleischer ont du reste insisté sur ce fait que la forme du tracé sphygmographique se modifie quelque peu après la mesure de la tension sanguine par la méthode de Riva-Rocci, ce qui semble bien correspondre à des modifications des parois. artérielles ou de la circulation périphérique. La conclusion pratique à tirer de ces faits, c'est qu'il ne faut pas se contenter de faire une seule mensuration chez un malade, mais au moins trois ou quatre que l'on a intérêt à espacer le plus possible en laissant en place le brassard dégonflé ; c'est le chiffre le plus faible que l'on adoptera de préférence.

A l'état normal, les *oscillations respiratoires* de la tension sanguine sont assez faibles pour ne pas se traduire à la mensuration de la pression systolique. Cependant, chez certains emphysémateux à respiration très profonde, nous avons vu les pulsations se produisant pendant l'expiration présenter une tension supérieure de 8 à 10 millimètres Hg à celles se produisant lors de l'inspiration.

Une dernière question : que mesure-t-on en prenant la tension sur l'humérale à l'aide du brassard de Riva-Rocci, la *pression latérale* ou la *pression terminale* de cette artère ? On pourrait discuter longtemps au point de vue théorique ; aussi Bing a-t-il cherché à résoudre la question expérimentalement. Si, pense-t-il, on mesure avec la méthode de Riva-Rocci la pression latérale de l'artère sous-clavière ou de l'aorte, et par conséquent la pression terminale de l'humérale, cette pression doit changer seulement quand se modifie la tension dans l'aorte ou la sous-clavière. Or, si l'on plonge un bras dans l'eau froide ou l'eau chaude, on voit que la pression change de ce côté au Riva-Rocci, et pas de l'autre ; la conclusion forcée est donc qu'on mesure avec la manchette la pression latérale de l'humérale, qui n'est autre que la pression latérale de la sous-clavière déjà modifiée par les résistances périphériques que le sang doit rencontrer dans son parcours au delà de l'humérale.

Cette distinction entre la pression terminale et latérale de l'humérale explique l'écart léger des chiffres de pression obtenus suivant que l'on se base sur la *disparition* ou la *réapparition* du pouls radial. On voit en effet qu'une fois la disparition du pouls obtenue par la compression de l'air dans la manchette, il faut établir une décompression de 3 à 10 millimètres Hg pour percevoir de nouveau la réapparition des pulsations. Le chiffre obtenu par la disparition du pouls est toujours un peu plus élevé car alors, l'artère humérale étant oblitérée, on mesure sûrement la pression terminale de cette artère ou la pression latérale de la sous-clavière ; celui donné par la réapparition du pouls se trouve au contraire plus faible car, la continuité du jet sanguin étant rétablie et les résistances périphériques commençant à influer sur lui, on mesure non plus la pression terminale mais la pression latérale de l'humérale, qui naturellement se trouve un peu inférieure à la pression latérale de la sous-clavière.

C. Causes d'erreurs. — On a adressé beaucoup de critiques à la méthode de Riva-Rocci. Il était impossible de contester la justesse du principe sur lequel elle repose, difficile d'invoquer comme pour l'appareil de Potain une compression inégale ou sur un plan insuffisamment résistant de l'artère explorée, puisque la pression se trouve répartie également et uniformément tout autour du membre ; mais, du moins, pouvait-on faire remarquer avec raison que les chiffres obtenus devaient être viciés par la *résistance propre des parties interposées entre le milieu sanguin artériel et le milieu aérien de la manchette* (membrane de caoutchouc, parties molles, paroi artérielle).

La *membrane de caoutchouc*, pourvu qu'elle soit suffisamment mince et souple, ne doit offrir qu'une résistance bien minime, d'autant que, bien que supportant une forte pression, elle n'est pas distendue par cette pression, mais simplement appliquée fortement sur les téguments. Gumprecht, qui a étudié cette cause d'erreur pour la manchette de Riva-Rocci, l'a trouvée négligeable.

Il n'en est peut-être pas de même pour les *parties molles* qui recouvrent le vaisseau (peau, tissu cellulo-adipeux, aponévroses, muscles) et dont l'épaisseur, vraiment réduite au minimum chez certains hommes âgés et amaigris chez lesquels on sent l'humérale battre directement sous la peau au niveau du bord interne du biceps, peut être assez considérable chez des adultes vigoureux et musclés ou chez des femmes grasses. Von Basch, Potain estimaient à 6 à 8 millimètres au maximum l'erreur due aux tissus interposés entre l'ampoule sphygmomanométrique et la radiale. Rilliet (1904), qui a expérimenté avec l'appareil de Potain, conclut que l'erreur est environ de 10 millimètres Hg par 10 millimètres d'épaisseur des parties molles. Gumprecht expérimentant directement avec la manchette de Riva-Rocci admet au contraire que l'interposition de ces parties molles peut conduire à une surestimation de 3 à 5 centimètres Hg ; mais ces résultats sont certainement dus à ce qu'il a expérimenté sur des cadavres dont les tissus durcis, rigides, ne sont pas parcourus par le sang. On a plutôt tendance à admettre actuellement avec Sahli, v. Recklinghausen, que l'influence des parties molles, sans être absolument négligeable et certainement assez variable suivant les individus, se trouve cependant minime à la condition expresse qu'au moment de la mensuration, les muscles du sujet soient dans un relâchement aussi complet que possible. Ce qui prouve bien que l'épaisseur des parties molles n'a pas une très grosse importance, c'est que v. Recklinghausen prenant à l'aide de la manchette la pression au niveau de la fémorale et de l'humérale (artères qui d'après Volkmann auraient une tension sensiblement égale) a trouvé des chiffres à peu près superposables bien que l'épaisseur des parties molles soit beaucoup plus considérable à la cuisse qu'au bras. Enfin, démonstration plus directe encore, Hensen et plus récemment Janeway (1909) prenant la tension sur les deux membres supérieurs de sujets présentant une atrophie musculaire unilatérale très marquée, ont noté de côté et d'autre des chiffres exactement superposables.

La *paroi artérielle* doit offrir elle aussi à l'écrasement une certaine résistance, qui vient s'ajouter à celle des parties molles pour hausser le chiffre fourni par le Riva-Rocci. D'après v. Basch, cette résistance varierait suivant l'état des artères mais serait somme toute assez minime : 1 à 3 millimètres Hg pour des artères saines, 5 millimètres pour des artères athéromateuses. D'après des expériences plus récentes pratiquées sur des artères prélevées quelque temps après la mort et notamment sur des humérales, ces variations pourraient atteindre suivant l'état de la paroi de 4 à 20 millimètres au maximum. Mais ce qu'il importerait avant tout de connaître, c'est la résistance des parois artérielles *vivantes*. Herringham et Womack, expérimentant sur des humérales quelques heures après la mort, ont rencontré des variations de 4 à 35 millimètres Hg et cela indépendamment de l'âge du sujet, ce qui permet bien de penser qu'il pourrait s'agir là d'une contracture *post-mortem* analogue à la rigidité cadavérique. D'après Russel (1908) au contraire, la paroi artérielle serait susceptible, dans certains cas, d'offrir une résistance beaucoup plus considérable pendant la vie qu'après la mort, par suite d'un « hypertonus » presque permanent ayant pour effet de rétracter, d'épaissir et de durcir les différentes tuniques. Cela n'est pas impossible, mais Russel exagère certainement lorsque, pour se rapprocher davantage de cet état d'hypertonus, il expérimente sur des artères fixées préalablement dans une solution de formaline à 5 p. 100 et leur trouve ainsi des résistances considérables ! Si donc il faut compter avec la résistance des parois artérielles, surtout lorsque ces parois sont athéromateuses et donnent au doigt la sensation de dureté, il semble bien certain que lorsqu'il s'agit d'artères souples et saines, cette résistance est absolument minime comme le prouvent les expériences de Hensen, Mummery et Hill pratiquées avec la manchette de Riva-Rocci. Ces deux derniers auteurs, en effet, écrasant par la compression d'un brassard une fémorale dénudée chez le chien, ont trouvé à 1 ou 2 millimètres près le même chiffre que l'on pouvait lire sur un manomètre à mercure introduit dans la fémorale du côté opposé.

Nous avons dit plus haut que le principe sur lequel reposait la méthode de Riva-Rocci n'était pas sujet à contestation. Il a cependant été critiqué avec quelque apparence de raison pour un motif que nous nous contenterons de signaler rapidement. L'ondée sanguine qui pénètre dans l'humérale à chaque systole possède à la fois une pression manométrique déterminée et une énergie cinétique, une force vive qui dépendent de sa vitesse. Or Salaghi fait remarquer que « dans la circulation des liquides dans des tuyaux, l'action de la force vive se fait sentir par une élévation de la pression toutes les fois que nous cherchons à interrompre la marche du courant ». C'est là un phénomène analogue au coup de bélier et on comprend donc « qu'une quantité de pression d'origine cinétique vienne s'ajouter à la pression initiale. C'est une contribution qui est sujette à des variations énormes, à la variation de la vitesse ». Mais précisément il ne semble pas que cette vitesse varie dans des proportions telles, et peut-être vaut-il mieux conclure avec Sahli, v. Recklinghausen que cette cause d'erreur est négligeable.

D. Vérification expérimentale. — On pourrait disserte-longtemps encore sur les causes d'erreurs de la méthode de Rivar Rocci, mais la discussion serait bien vaine étant donné qu'il est possible d'en faire la vérification expérimentale directe. Cette vérification fut d'abord tentée au moyen d'appareils divers, notamment de tubes de caoutchouc plongés dans une sorte de manchon rempli d'eau figurant les parties molles, puis sur le cadavre à l'aide de circulations artificielles établies dans l'humérale ou dans un tube de caoutchouc mis à sa place (Gumprecht), enfin chez divers animaux (Fellner et Rüdinger chez le chien, Schilling sur le veau, en 1906). Mais les animaux se prêtent souvent assez mal à ces recherches, soit du fait (pour les animaux de laboratoire) des petites dimensions des segments de membres, soit à cause (pour les animaux plus gros) de la forme conique de ces segments de membres et surtout de la présence d'un cuir épais, couvert de poils, qui vient vicier les résultats.

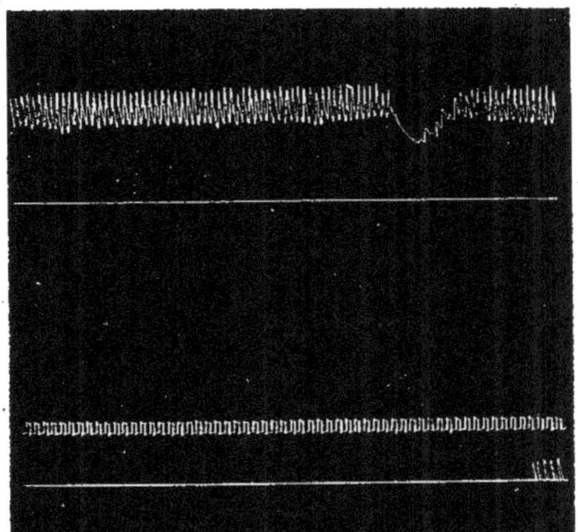

Fig. 22. — *Vérification expérimentale de la méthode de Riva-Rocci.* Tracé obtenu, chez une femme de 35 ans, en mettant en communication l'artère radiale avec un manomètre métallique, au cours d'une amputation de l'avant-bras. Les parties gauche et droite de la courbe montrent les oscillations cardiaques et respiratoires de la pression sanguine ; pression systolique 110–120 millimètres Hg, pression diastolique 70-80. La dépression du tracé montre très nettement la disparition de tout battement dans la radiale, dès que la pression dans une manchette large de Recklinghausen, préalablement placée sur le bras, a atteint 130 millimètres Hg, et leur réapparition dès que cette pression redescend dans la manchette au même chiffre de 130 millimètres Hg (d'après O. Müller et Blauel).

Des expériences très précises, comme nous l'avons dit plus haut, ont été faites directement chez l'homme, au cours d'amputation du bras ou de l'avant-bras, par Otfried Müller et Blauel. Un manomètre, métallique ou à mercure, était mis en communication directe avec l'artère humérale ou radiale, tandis qu'on faisait monter progressivement la pression dans une manchette brachiale préalablement fixée sur le même bras.

Dans ces conditions, le manomètre indiquait : 1° la hauteur de la tension sanguine ; 2° par la cessation des oscillations de l'aiguille ou de la colonne de mercure, le moment où la pression développée dans la manchette était capable de faire équi-

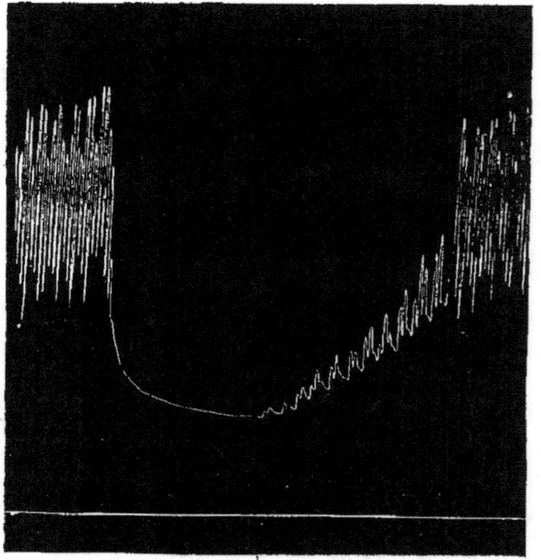

Fic. 23. — *Vérification expérimentale de la méthode de Riva-Rocci.* Tracé obtenu, chez un homme de 45 ans, à l'aide d'un manomètre à Hg mis en communication directe avec la radiale, et montrant très nettement les oscillations cardiaques et respiratoires : pression systolique 124-94 millimètres Hg, pression diastolique 80-64. Le tracé montre la chute de pression dans la radiale et la cessation de toute oscillation au moment où la pression atteint dans la manchette brachiale 129 à 130 millimètres Hg ; les pulsations réapparaissent quand la pression redescend dans la manchette au même chiffre de 130 millimètres Hg (d'après O. Müller et Blauel).

libre à cette pression sanguine et d'arrêter le cours du sang dans l'humérale. Ces expériences ayant un intérêt absolument capital et nous fixant sur la valeur réelle de la méthode de Riva-Rocci, nous allons les résumer brièvement dans le tableau suivant :

	Pression systolique sanglante prise directement dans l'artère radiale ou humérale, avec un manomètre métallique (écart dû aux oscillations respiratoires de la pression).	Pression de la manchette suffisante pour faire disparaître toutes les pulsations dans les artères sous-jacentes (manchette large de 15ᶜᵐ).	Pression de la manchette suffisante pour faire disparaître toutes les pulsations dans les artères sous-jacentes (manchette étroite de 6ᶜᵐ).
Obs. I. — Homme 45 ans, forte musculature. Amputation de l'avant-bras gauche pour un carcinome de la main. Canule dans la radiale, en communication avec un manomètre métallique.	105-121 mm 115-126mm	130mm	173mm
Obs. II. — Femme de 35 ans, à musculature moyennement développée ; amputation de l'avant-bras droit pour un phlegmon étendu de la main. Canule dans la radiale et manomètre métallique.	110-120 mm	130mm	170mm
Obs. III. — Femme 33 ans, avec musculature et pannicule adipeuse très peu développés. Amputation du bras droit pour tuberculose du coude. Canule dans l'humérale et manomètre métallique.	97-109 mm	116-118 mm	130mm

On ne peut moins faire, en considérant ces chiffres, que d'être frappé de l'approximation vraiment très exacte que donne la méthode de Riva-Rocci, pratiquée avec une manchette large dans l'appréciation de la tension systolique. Dans les deux premiers cas, on obtenait par ce procédé une tension de 13 centimètres Hg, alors que dans la radiale la pression systolique maxima (au moment de l'expiration) était de 12 centimètres Hg, soit une *différence de 1 centimètre Hg seulement !* Nul doute que la différence eût été encore un peu moindre si la pression avait pu être prise directement dans l'humérale. Dans le troisième cas, la tension donnée par la méthode de Riva-Rocci n'accuse plus qu'un *écart de 8 millimètres Hg* avec le chiffre indiqué par la mensuration sanglante !

Si l'on calcule, comme l'ont fait Otfried Müller et Blauel, l'erreur moyenne accusée par la méthode de Riva-Rocci, on trouve qu'elle donne des chiffres plus élevés de 7,5 p. 100 sur le chiffre véritable de la pression sanguine. Mais, chez des personnes amaigries cette erreur peut être encore moindre et tomber à 6 p. 100.

E. CONCLUSIONS. — 1º La mensuration de la pression systolique par la méthode de Riva-Rocci (avec une manchette large de 12 à 15 centimètres) donne encore, comme l'appareil de Potain, une *certaine surestimation* sur le chiffre réel de la tension sanguine maxima.

2º Mais cette surestimation est *très minime* puisque, d'après les vérifications expérimentales citées plus haut, elle ne serait que de 7,5 p. 100 en moyenne — soit pour un chiffre de 140 millimètres Hg accusé par la manchette, une pression réelle intra-humérale de 130 millimètres Hg.

3º De plus, bien qu'influencée par l'épaisseur des parties molles ou l'état des parois artérielles, cette surestimation, à cause même de son faible degré, n'est susceptible de présenter que des *variations individuelles peu étendues.*

Nous verrons plus loin que ces conclusions permettent de placer délibérement la méthode de Riva-Rocci au premier rang parmi les méthodes se proposant de mesurer la tension systolique.

4º **Tonomètre de Gaertner.** — C'est en 1899 qu'un médecin viennois, Gustave Gærtner, fit connaître un appareil simple et commode pour mesurer la tension sanguine. Cet appareil était basé sur le principe de la compression circulaire introduit par Riva-Rocci, à cela près que le manchon brachial était remplacé par un simple anneau digital et que le rétablissement de la circulation, au lieu d'être annoncé par la réapparition de battements artériels trop difficiles à percevoir, se manifestait par la simple rougeur du doigt rendue très apparente par l'anémie préalable de la pulpe. Cette méthode eut un succès rapide ; très employée en Autriche, elle fut assez rapidement introduite en Allemagne, puis en France où elle fut vulgarisée par l'appareil de Bouloumié.

A. Instrumentation et technique. — L'appareil, très simple, se compose d'un doigtier, d'une poire à insufflation et d'un

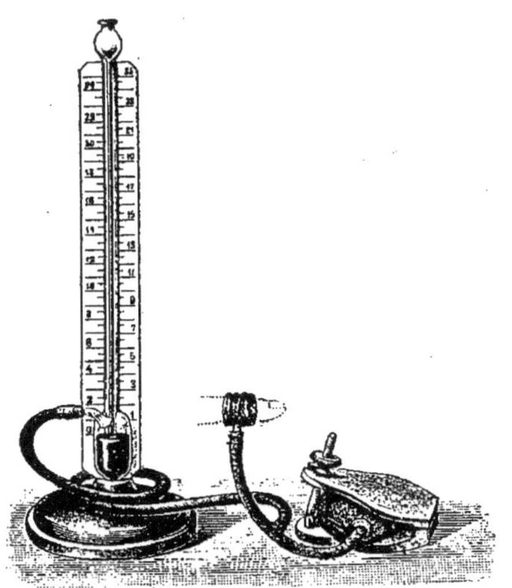

Fig. 24. — *Tonomètre de Gaertner* (modèle avec compresseur mécanique et manomètre à Hg à cuvette).

manomètre. — Dans le modèle primitif de Gaertner, le *doigtier*, figuré par un cercle de métal revêtu à son intérieur d'une double membrane de caoutchouc, n'avait que 1 centimètre de hauteur sur 2 centimètres et demi de diamètre ; c'était plutôt un anneau qu'un doigtier. Ultérieurement, on reconnut que cette hauteur n'était pas suffisante, aussi fut-elle portée à 3 centimètres par Recklinghausen en 1901, puis par Gaertner ; en France, le doigtier de l'appareil de Bouloumié dont on se sert

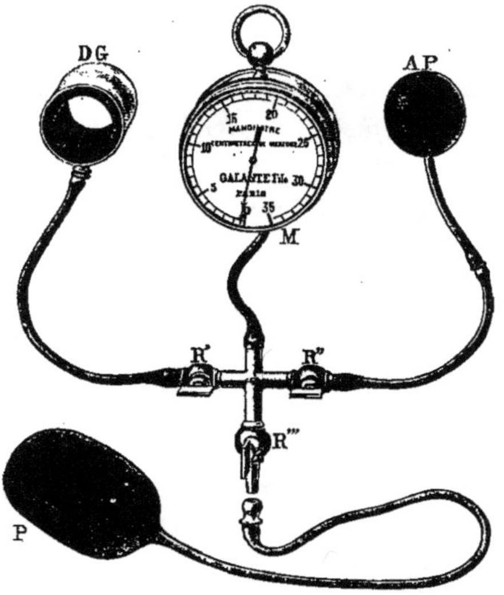

Fig. 25. — *Sphygmotonomètre de Bouloumié* : association du sphygmomanomètre de Potain et du doigtier de Gaertner.

habituellement mesure 2 centimètres de hauteur. Quant au revêtement extérieur dont la première qualité est d'être inextensible, il peut être formé par un anneau de métal revêtu ou non de caoutchouc, ou simplement par une épaisse membrane de caoutchouc suffisamment résistante. — *L'appareil à insufflation* peut être quelconque, soufflerie Richardson, compresseur mécanique, mais la quantité d'air qu'on doit envoyer dans l'anneau étant très minime, il suffit d'une simple poire reliée par un tube de caoutchouc au doigtier et que l'opérateur comprime ou décomprime à volonté avec sa main. — Le *manomètre* est soit à mercure, comme dans l'appareil primitif de Gaertner, soit simplement métallique, comme dans le sphygmotonomètre de Bouloumié constitué simplement par un doigtier branché sur le sphygmomanomètre de Potain. Dans le dernier modèle du tonomètre de Gaertner, on utilise un manomètre à air comprimé, gradué par comparaison avec un manomètre à mercure.

L'application de l'appareil, aussi facile que rapide, consiste

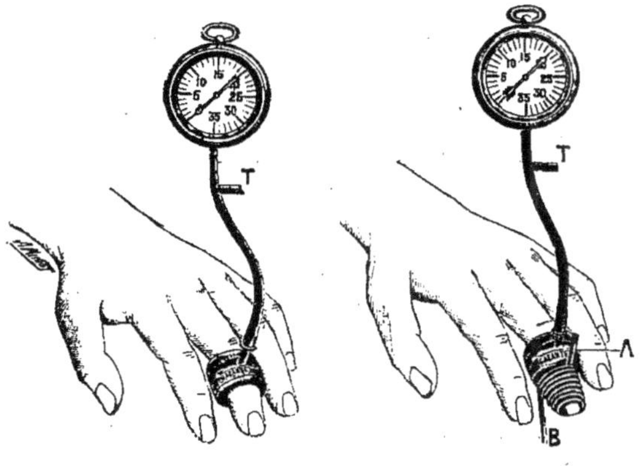

FIG. 26. — *Mode d'application du tonomètre de Gaertner.* Le doigtier est placé, non gonflé, sur la seconde phalange, on enroule le tube de caoutchouc de l'extrémité du doigt jusqu'au bord de l'anneau et on l'enlève rapidement, après avoir insufflé de l'air dans le doigtier jusqu'à une pression supposée supérieure à la pression artérielle.

à obtenir l'anémie de la pulpe digitale par un procédé quelconque, à maintenir cette anémie à l'aide de la compression de l'anneau pneumatique placé au-dessus, à étudier enfin le moment précis du retour de la circulation lors de la baisse progressive de la pression dans le doigtier. Pour faciliter la manœuvre, il est indispensable d'introduire le doigtier au lieu où il doit être appliqué (le plus souvent la seconde phalange) avant d'anémier l'extrémité du doigt. On cherchait autrefois à réaliser cette anémie du doigt, par la compression exercée à l'aide d'une sorte de petit dé en caoutchouc (Fingerhutcompressorium) ; mais l'anémie ainsi obtenue était incomplète et l'on sé sert actuellement soit de petits anneaux de caoutchouc que l'on fait glisser de l'extrémité du doigt jusqu'au bord du doigtier, soit d'un tube de caoutchouc souple que l'on enroule avec soin de la périphérie au centre également jusqu'au bord du doigtier. Ceci fait, on comprime assez fortement la poire à insufflation de façon à obtenir dans le doigtier une pression supérieure à celle que l'on peut trouver, par exemple 25 centimètres Hg, et l'on enlève rapidement petits anneaux ou tube de caoutchouc. Le doigt apparaît alors pâle, livide ou, si l'on s'est servi du tube, légèrement plaqué de taches roses. La main, qui tient toujours comprimée la poire de caoutchouc, la relâche très lentement et très progressivement en réglant cette décompression sur la descente régulière de l'aiguille du manomètre, tandis que l'observateur fixe attentivement la pulpe anémiée de façon à préciser le moment exact du retour du sang dans le doigt. Ce retour de la circulation est annoncé de façon assez variable : si le doigt est uniformément pâle, par une onde ou une sorte de nuage rosé qui envahit brusquement le champ anémique, et qui bientôt se transforme en rougeur diffuse puis en teinte pourpre ; si le doigt a été anémié plus irrégulièrement et se trouve un peu marbré, par la teinte plus foncée qui colore une des taches en s'étendant progressivement tout autour. En même temps que s'accuse la rougeur du doigt, le sujet, qui avait perçu sous forme de battements très nets le retour des premières ondées sanguines, éprouve une sensation de tension congestive étendue à toute la pulpe.

On obtient par cette méthode, en opérant chez des individus normaux et en prenant comme critérium le premier signe visible du retour de la circulation, des chiffres qui oscillent presque toujours entre 120 et 130 millimètres Hg, en général un peu plus faibles chez la femme que chez l'homme (1). A

(1) Les chiffres moyens donnés par les auteurs sont : Gaertner, 100 à 120 millimètres ; Doleschal, 120 millimètres ; Weiss, 110 à 120 millimètres ; Leroy, 100 à 130 millimètres ; Hirsch, 100 à 140 millimètres ; Rilliet, 120 à 130 millimètres.

l'état pathologique, ces chiffres sont susceptibles de varier dans des proportions considérables, s'abaissant parfois à 60 ou 70 millimètres Hg ou s'élevant à 200, 250 millimètres Hg et même davantage.

B. Causes d'erreurs. — Ces chiffres, comme nous le verrons dans un instant, sont loin de posséder une valeur absolue et d'indiquer la tension artériolaire qu'ils sont censés représenter; mais, même considérés dans leur valeur relative, ils sont soumis, par suite de causes d'erreurs, tenant soit à l'*appareil* ou à son *mode d'application*, soit à des *différences individuelles*, et parfois *chez un même sujet*, à des variations de 2, 3 et même 4 centimètres Hg.

A propos du *doigtier*, nous n'avons considéré tout à l'heure que sa hauteur, mais son diamètre importe certainement autant. Avec un diamètre uniforme de 2 centimètres et demi, il est évident que son adaptation sera bien différente suivant la grosseur du doigt exploré. Un tel doigtier placé sur un doigt très grêle, l'auriculaire ou l'annulaire d'une main de femme par exemple, sera beaucoup trop large et présentera de ce fait un double inconvénient. La compression du doigt, au lieu de s'effectuer sur toute la hauteur de l'anneau, ne se fera, par suite de la courbe convexe décrite par la lame de caoutchouc distendue, que sur une hauteur bien moindre : 1 centimètre ou 1 centimètre et demi pour un doigtier de 2 centimètres. De plus, cette compression ne sera pas régulière, le manchon élastique, lorsqu'il est trop distendu, présentant sur sa face interne une série de plis stellaires ou radiés; et l'on comprend que la compression de l'artériole contre la phalange osseuse se fera d'une manière bien inégale suivant que l'artériole correspondra à la base ou au sommet d'un de ces plis. Le meilleur doigtier est celui, ni trop large, ni trop étroit, qui glisse sur la phalange à explorer à frottement à peine sensible. Grebner et Grünbaum, Weiss ont insisté sur cette cause d'erreur qui, d'après Max Neu‚ pourrait atteindre, avec un doigtier très large, 15 à 20 millimètres et avec un doigtier trop étroit 10 à 20 millimètres Hg. C'est pour obvier à ces inconvénients qu'il existe dans le nouveau tonomètre de Gaertner un jeu de trois doigtiers de diamètres inégaux, ayant de plus une forme légèrement conique et s'adaptant exactement à la configuration du doigt (1).

La *lenteur de la décompression* a aussi une certaine importance. Schleisik a montré que si l'on décomprimait de 5 millimètres en 5 millimètres en attendant 10 secondes chaque fois, on obtenait un chiffre plus élevé de 15 millimètres environ que si l'on n'attendait que 3 secondes. Il est à peine besoin de faire remarquer que l'on devra attendre d'autant plus longtemps que le pouls sera plus lent. Le mieux est de faire une première mensuration rapide indiquant à peu près le chiffre de la pression artériolaire, puis de faire de nouvelles mensurations plus exactes, en gonflant le doigtier à 2 ou 3 centimètres Hg seulement au-dessus du point de repère précédemment trouvé, et en descendant très lentement, sinon de 5 millimètres en 30 secondes comme le conseille Rilliet, au moins de 5 millimètres en 4 à 5 secondes. Le *procédé employé pour l'anémie du doigt* peut aussi modifier les résultats, et le retour du sang, comme nous avons pu le vérifier, se montre quelquefois un peu plus tôt lorsque le sang a été chassé par le tube de caoutchouc que par les anneaux. Dans le premier cas, en effet, les parties de la pulpe comprimées par le tube présentent une vaso-dilatation paralytique qui tranche sur la pâleur des parties environnantes. Les capillaires ainsi dilatés offrent au sang qui revient dans le doigt une voie d'accès plus facile et plus large ; aussi voit-on une marbrure ou une raie se foncer nettement à un chiffre de tension un peu supérieur à celui indiqué par la coloration diffuse du doigt dans le procédé de l'anneau. Remarquons à ce propos qu'il est alors nécessaire, avant de commencer la décom-

(1) Pour éviter l'inconvénient pratique réel de la multiplicité des doigtiers, on a proposé aussi un petit manchon digital ajustable, sur le modèle du brassard de Riva-Rocci, mais dont l'emploi ne s'est pas généralisé.

pression, d'attendre que la réaction vaso-paralytique succédant à la vaso-constriction du début se soit achevée et que le sang ait émigré dans les parties primitivement comprimées par le tube, sans quoi on s'exposerait à prendre cette simple migration du sang pour le retour de la circulation dans le doigt. La situation de l'anneau importe aussi et, d'après Rilliet, plus on se rapproche de l'extrémité du doigt, plus l'on atteindrait un chiffre élevé (1).

Parmi les causes d'erreurs tenant à des variations individuelles, citons tout d'abord le *degré d'anémie du malade* ; chez des malades très anémiques ou très cachectiques, il peut être assez difficile, soit à cause de la pâleur du sang, soit à cause du spasme capillaire périphérique, d'apprécier le moment précis du retour du sang. L'*état des vaso-moteurs* importe aussi beaucoup et le rétablissement de la circulation est beaucoup plus malaisé à voir chez les malades qui, même sans anémie, présentent des extrémités pâles, exsangues, par suite d'un spasme vaso-constricteur permanent. Dans de pareils cas, Gaertner conseillait d'établir tout d'abord, à l'aide d'un léger degré de pression dans le doigtier, une congestion passive de la pulpe avant de procéder à la mesure de la tension. Le froid agit sans doute de la même façon ; Max Neu cependant n'a pas vu de différence en trempant le doigt dans de l'eau à 5° ou à 45°. Enfin, l'*épaisseur des téguments* est encore un obstacle qui peut retarder d'une façon notable l'apparition de l'ondée sanguine et abaisser ainsi le chiffre de la pression. Max Neu a remarqué chez certains malades, au moment de la desquamation de la scarlatine, une différence de 10 à 15 millimètres en

(1) Les auteurs ont discuté sur la coloration qu'il fallait prendre comme critérium du retour du sang, Gaertner attendant la couleur pourpre de la pulpe, Schaw la couleur chair. En réalité, il est plus logique de se contenter du premier indice du retour de la circulation, pourvu que cet indice soit certain. Nous signalons ces différences de critérium parce qu'elles peuvent conduire dans la pratique à d'assez grands écarts.

faveur des parties fraîchement desquamées sur celles revêtues de leur vieil épiderme. La difficulté peut être vraiment extrême chez des ouvriers aux mains calleuses ou chez des hommes adultes à épiderme épais et jaunâtre.

Mais ce qu'il y a de plus troublant dans l'emploi du tonomètre de Gaertner, ce sont certainement les *variations que l'on rencontre chez un même sujet*, non seulement suivant que l'on explore tel ou tel doigt de la main, mais encore dans des mensurations successives effectuées sur un doigt déterminé. — Ces variations sont surtout accusées *au niveau des différents doigts* où elles ont été reconnues par tous les auteurs (Max Neu, Recklinghausen, Weiss, Rilliet, etc.). Dans de très nombreuses mensurations, faites à l'aide de l'anneau du sphygmotonomètre de Bouloumié, sur tous les doigts d'une main et même des deux mains, nous avons constaté très communément (en faisant 3 ou 4 mensurations successives à chaque doigt) des différences de 1 centimètre et demi à 2 centimètres et parfois de 3 à 4 centimètres suivant les doigts, et cela sans pouvoir dégager la loi de ces variations. Ces variations ne dépendent pas (ou du moins pas uniquement) du diamètre différent des doigts et de l'adaptation imparfaite de l'anneau. Parfois en effet, la pression la plus élevée se trouvait à l'auriculaire (exemple : 13 au médius, 16 et demi à l'auriculaire); mais, dans un cas de ce genre, tandis qu'on notait cette différence à une main, il y avait égalité de l'autre côté malgré la même différence de diamètre. Assez souvent aussi, la variation se fait en sens contraire (exemple : 17 au médius, 13 et demi à l'auriculaire, ou encore 13 à l'index, 9 et demi à l'auriculaire). Il est peu probable que ces écarts dépendent non plus de variations dans la structure anatomique des doigts et notamment dans la situation ou la grosseur des artères collatérales, car elles sont souvent momentanées ou même alternantes. Chez un malade examiné très soigneusement avec 3 mensurations successives et concordantes à chaque doigt, nous vîmes d'abord très nettement, dans deux examens pratiqués à 4 jours de distance, un excédent en faveur de l'auriculaire (auriculaire 17, médius 13 et demi), tandis que deux mois plus tard, deux examens pratiqués à 4 jours de distance et également concordants dans leurs résultats, dénotaient une égalité parfaite entre les deux doigts ou même un excédent d'un demi ou 1 centimètre en faveur du médius. — Ce qui prouve encore que ces variations ne relèvent uniquement ni du diamètre des doigts, ni de différences anatomiques plus profondes, c'est qu'on peut les constater d'une façon indiscutable dans des mensurations successives pratiquées *sur un même doigt*. Dans de nombreux cas, ces variations sont très minimes et nous les avons souvent vues, dans des mensurations répétées (5 à chaque doigt) ne pas dépasser un demi-centimètre ; fréquemment même, elles sont absentes. Mais on les voit assez communément atteindre 1 centimètre ou 1 centimètre et demi, et beaucoup plus exceptionnellement 2 centimètres à 2 centimètres et demi. Ces variations sont le plus souvent descendantes, le premier chiffre obtenu étant le plus élevé ; mais on constate aussi le phénomène inverse. Il est difficile d'invoquer, pour expliquer ces variations, les oscillations respiratoires de la pression sanguine, qui ne sont pas aussi accusées, et ne sont pas perçues par la méthode de Riva-Rocci. Peut-être s'agit-il d'un mode de compression différent des collatérales qui, suivant le cas, se trouvent pincées directement contre le bord interne de la phalangine et qui, dans d'autres cas, pourraient fuir un peu vers la face antérieure de l'os ? Peut-être aussi faut-il admettre que ces variations sont déterminées en partie par des modifications vaso-motrices intéressant les capillaires de la pulpe ou directement les collatérales des doigts.

Pratiquement, dans les mensurations rapides qu'on est appelé à faire, on peut se contenter de deux ou trois mensurations faites à l'index ou au médius. Si les chiffres ne présentent que des différences d'un demi-centimètre, on peut considérer celles-ci comme négligeables. Si les écarts sont plus grands, on peut faire la moyenne entre les chiffres obtenus ou plutôt prendre de préférence le chiffre le plus faible.

C. Vérification expérimentale. — Avant toute vérification expérimentale, la simple réflexion permet de prévoir que le chiffre du Gaertner, s'il a la prétention de donner la tension maxima dans les artères collatérales des doigts, est un chiffre trop fort. On le trouve en effet égal ou même un peu supérieur à celui de 110 à 120 millimètres fourni chez un sujet normal par la manchette de Riva-Rocci appliquée sur l'humérale ! Et cependant la tension sanguine, si elle reste relativement stationnaire dans les grosses artères, baisse au contraire assez rapidement dans les fines artérioles.

Les vérifications expérimentales confirment absolument cette manière de voir. Max Neu, prenant la tension au Gaertner sur la queue d'un chien coupée ou liée 2 centimètres au-dessous de l'anneau, et faisant ensuite une mensuration directe dans l'artère sacrée moyenne, trouva toujours un excédent de plus de 30 p. 100 pour le chiffre du Gaertner (excédent de 37 millimètres pour une pression de 160 à 180 au Gaertner, de 12 millimètres pour une tension de 50 millimètres au Gaertner).

Dans le travail d'Otfried Müller et Blauel que nous avons déjà eu l'occasion de citer bien des fois, nous trouvons une vérification expérimentale, faite chez un homme lors d'une amputation du bras, qui nous renseigne avec toute la netteté désirable sur la valeur absolue des chiffres fournis par le Gaertner. Du côté droit, où l'on pratiquait l'amputation, on put prendre successivement la tension dans l'humérale, la radiale, et dans une artère digitale (branche de l'arcade palmaire superficielle) avant sa bifurcation en collatérales des doigts ; tandis que du côté gauche, on prenait simultanément la tension au tonomètre de Gaertner soit à l'annulaire, soit au médius. Les chiffres obtenus furent les suivants (1) :

(1) Les tensions prises au niveau des différentes artères le furent à des intervalles assez éloignés, ce qui explique que des variations de tension aient pu se produire et que la pression de la radiale soit plus élevée que celle de l'humérale.

Le doigtier employé était celui du nouvel appareil de Gaertner et,

Chiffres obtenus par mensuration directe à l'aide d'un manomètre métallique.		Chiffres obtenus au Gaertner sur le médius gauche.
Humérale. . .	109^{mm}	110-115^{mm}
Radiale. . . .	115^{mm}	120-122^{mm}
Art. digitale. .	75-90^{mm}	105-110^{mm}

On voit donc clairement que l'appareil de Gaertner, bien que construit sur le principe du Riva-Rocci, ne donne pas, comme on pouvait le croire, le taux de la pression systolique des artères collatérales des doigts, mais une valeur bien supérieure.

Le chiffre fourni par cet instrument est *de près de* 20 p. 100 *plus élevé que celui de la pression systolique prise directement dans une artère digitale.* Or, comme la pression terminale d'une artère digitale donne la pression systolique latérale de l'arcade palmaire et qu'il doit y avoir encore une chute de pression assez considérable de l'arcade jusqu'aux artères collatérales, on voit donc que l'écart serait encore plus considérable et atteindrait peut-être près de 30 p. 100 si l'on pouvait comparer directement le chiffre du Gaertner avec la pression latérale réelle d'une artère collatérale. Le chiffre donné par le tonomètre de Gaertner, dans les expériences d'O. Müller et Blauel, s'est en même temps montré supérieur à celui de la pression systolique de la radiale et même de l'humérale : ce qui prouve combien peut être fausse l'idée communément répandue que cet appareil donne la *pression moyenne* du sang dans les grosses artères ! Pour une pression moyenne de 86 à 88 millimètres dans l'humérale, on obtenait en effet au Gaertner des chiffres oscillant entre 105 et 115 !

Quelle est la raison de cette surestimation ? On peut bien

comme critérium du retour de la circulation, on prenait non le chiffre correspondant à la perception de la première tache mais celui correspondant à la rougeur diffuse de tout le doigt, par conséquent un chiffre plutôt bas.

accuser le lit capillaire de la pulpe dans lequel le sang se déverse de causer certaines variations constatées plus haut dans la perception du retour du sang (tension artério-capillaire de Bouloumié) ; mais on ne saurait vraiment le rendre responsable de cette surestimation. Il ne fait en effet que laisser apparaître, et même un peu tardivement (1), le sang qui a pénétré dans la pulpe et tendrait par conséquent plutôt à abaisser qu'à élever le chiffre de la pression. Cette surestimation ne peut tenir qu'à une chose, c'est que, soit à cause de la faible hauteur ou de la disposition du doigtier, soit du fait de la structure des parties molles du doigt ou de la situation des artères collatérales, *la pression du doigtier ne se transmet pas intégralement à l'artère*, ou du moins à son contenu. C'est pourquoi le sang, qui n'a sans doute dans les artères collatérales des doigts qu'une tension systolique de 6 à 7 centimètres au maximum, commence à passer sous le petit manchon alors que la pression n'y est encore descendue qu'au chiffre de 11 ou 12 centimètres.

D. CONCLUSIONS. — 1° L'exploration de la pression systolique à l'aide de l'appareil de Gaertner est un procédé commode, d'application facile et rapide qui, théoriquement, doit indiquer non la pression moyenne ou même la tension artério-capillaire, mais *la tension systolique dans les artères collatérales* des doigts.

2° Cet appareil indique cette tension systolique des collatérales, mais avec une *surestimation considérable*, qui atteint certainement 20 à 30 p. 100.

(1) Si l'on prend en effet comme signe de rétablissement de la circulation, non plus la coloration de la pulpe, mais la variation des battements éprouvés par le sujet au niveau du doigtier, et qui indiquent certainement que le sang pénètre déjà dans les collatérales, on voit que ce chiffre est encore supérieur de 5 à 20 millimètres à celui donné par la rougeur du doigt (Max Neu, Rilliet).

Les battements semblent bien prouver aussi que le sang revient vraiment par les collatérales et non par de fines artérioles situées sous la gaine des fléchisseurs, sous le périoste, ou même dans la phalange osseuse et qui échapperaient ainsi en partie à la compression.

3° Ajoutons que cette surestimation *n'est pas fixe*, qu'elle varie sans doute dans de certaines limites chez les divers individus et que, chez un même sujet, elle est susceptible de présenter parfois des *écarts de 2 à 3 centimètres*, suivant les doigts examinés ou même à un seul doigt.

4° Malgré cela, cet appareil, si portatif et si commode, est capable de rendre de très grands services au clinicien et de fournir des renseignements précieux sur la tension systolique générale et ses modifications, à condition *de n'attacher d'importance aux variations de ses chiffres que si elles dépassent vraiment la marge des variations individuelles possibles.*

§ 2. — Détermination de la pression diastolique.

Nous venons de voir qu'il est possible, par l'appréciation de la disparition du pouls au-dessous du point de compression d'une artère, de fixer la valeur de la pression systolique ou maxima ; non pas exactement, mais avec une approximation suffisante, surtout à l'aide du procédé de Riva-Rocci. On peut donc, au sommet de cette véritable courbe de tension sanguine que figure le tracé sphygmographique, inscrire un chiffre qui indique la pression que le liquide sanguin circulant, dans l'artère atteint, mais ne dépasse pas même au moment où l'ondée ventriculaire s'engouffre brusquement dans les gros vaisseaux de la base.

Mais ce chiffre de tension maxima n'est réalisé que d'une façon absolument passagère, et son estimation ne donne que la connaissance d'un moment bien fugitif des variations de la tension artérielle. Il ne nous apprend rien sur la façon dont se comporte cette pression artérielle après avoir atteint son fastigium, ni sur la profondeur de sa chute avant que la prochaine systole la relève brusquement à son niveau initial ; et le tracé sphygmographique reste toujours ce que disait Frey : « une courbe de tension à laquelle il manque des ordonnées. » Et cependant, cette tension artérielle décroissante, qui règne dans le système vasculaire pendant toute la durée qui sépare deux systoles cardiaques, serait très importante et très instructive à connaître. C'est elle somme toute qui, dépositaire momentanée de la force vive développée par la systole ventriculaire, va commander l'injection du système vasculaire périphérique et qui, par ses variations, par la pente et la profondeur de sa chute, serait sans doute capable de nous donner de précieux renseignements sur la résistance ou la facilité de cette circulation périphérique. En un mot, après avoir déterminé le chiffre de tension au-dessus duquel le sang ne monte pas, il faudrait pouvoir fixer celui au-dessous duquel il ne tombe pas : la force de tension moyenne utilisée dans la circulation étant comprise entre ces deux chiffres.

On peut considérer qu'il existe dans le système artériel une pression constante, variable du reste avec chaque segment de ce système, sur laquelle vient se greffer, lors de chaque systole ventriculaire, une crue subite qui s'affaisse lentement jusqu'à la prochaine contraction. C'est à cette pression constante qu'on donne le nom de pression diastolique, ou mieux peut-être, de pression minima. Pris à la lettre, le terme de pression diastolique est doublement inexact : tout d'abord, parce que le mot de diastole se rapporte au ventricule et non à l'artère qui à ce moment-là est au contraire dans sa phase de systole ; en second lieu, parce que la phase diastolique de la tension artérielle, qui commence au dicrotisme, n'a pas une valeur fixe mais décroît progressivement jusqu'au pied de la pulsation suivante. Mais si l'on entend par pression diastolique, la *pression qui règne dans le système artériel à la fin de la diastole ventriculaire*, il faut convenir que sa signification devient parfaitement claire et l'on comprend que ce terme, qui s'oppose bien à celui de pression systolique, ait été accepté comme synonyme de pression minima par la grande majorité des cliniciens.

Deux tentatives furent faites pour arriver à l'évaluation de cette pression diastolique à l'aide du procédé suivant. La tension du sommet de la courbe sphygmographique étant connue, il s'agissait de fixer la tension d'un autre point pris sur cette courbe, puis de calculer, à l'aide d'une échelle proportionnelle, le chiffre correspondant au point le plus déclive. Potain, à l'aide de son sphygmomanomètre, s'efforçait, sur des pouls très dicrotes, non plus d'arrêter la pulsation mais seulement d'éteindre

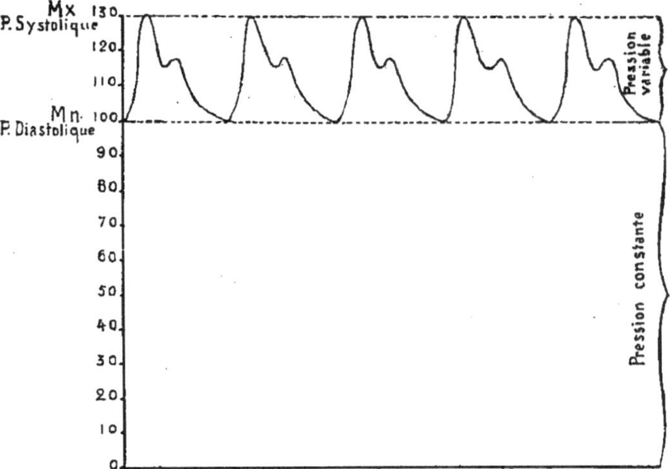

Fig. 27. — *Représentation schématique des variations de la tension sanguine à l'intérieur des artères.* La **pression constante** est située au-dessous de la pression diastolique et la *pression variable* ou pression du pouls se trouve comprise entre les chiffres de pression diastolique et de pression systolique.

le dicrotisme. La pression lue sur le manomètre à ce moment-là donnait donc la tension du point de la courbe sphygmographique où s'inscrit l'ondulation dicrote et il était facile de déduire de cette valeur, par un simple calcul, celle de la pression diastolique, qui se trouvait atteindre en moyenne les 3/5 de la pression maxima. Hensen proposa, en 1900, une méthode un peu différente. On recueille d'un côté chez un individu un tracé sphygmographique, et de l'autre on détermine la pression systolique par la méthode de Riva-Rocci. Ceci fait, un aide comprime l'aorte abdominale tandis que l'on prend un nouveau tracé sphygmographique avec l'appareil laissé en place et que l'on fait une seconde estimation de la pression systolique au Riva-Rocci. On a donc, en superposant les deux tracés, deux ordonnées dont on connaît les valeurs en chiffres : celles correspondant aux sommets des pulsations recueillies avant et pendant la compression de l'aorte, et partant de là on calcule la pression diastolique. Hensen conseille d'utiliser de la même façon certaines arythmies légères, en s'efforçant de prendre séparément au Riva-Rocci la pression des grandes et des petites pulsations, ou encore les inégalités du pouls d'origine respiratoire, lorsqu'elles sont suffisamment marquées. Nous ne nous attarderons pas à faire la critique des difficultés techniques que peut présenter l'application de ces deux méthodes, et ferons simplement remarquer que le principe sur lequel elles reposent — à savoir la proportionnalité absolue entre la courbe de la pression et les oscillations du tracé sphygmographique — vraie peut-être pour des pressions très faibles, ne l'est certainement pas pour des pressions élevées.

On comprend que, devant l'insuffisance de ces procédés, on ait cherché ailleurs, et pendant longtemps on crut trouver la solution du problème dans l'appréciation, lors de l'application d'une manchette brachiale, non plus de la disparition mais de la première diminution d'amplitude des pulsations.

1° Appréciation de la première diminution d'amplitude des pulsations. — Cette méthode fut préconisée successivement et indépendamment les uns des autres par Janeway (1901), Masing (1902),Strasburger (1904) et Sahli (1904).

a) Le *principe* sur lequel elle repose est facile à saisir. Supposons une manchette brachiale de Riva-Rocci-Recklinghausen appliquée sur un bras, et faisons monter progressivement la pression à son intérieur. Tant que la pression du brassard n'a pas atteint la pression diastolique, l'artère humérale reste constamment béante et les pulsations passent inaltérées jusqu'à la radiale. Mais, au moment précis où cette pression diastolique est atteinte ou plutôt légèrement surpassée, l'artère s'affaisse un temps très court pour se relever presque immédiatement lorsque survient l'onde systolique suivante. Insuffle-t-on de nouveau de l'air dans la manchette de façon à dépasser davantage encore la pression diastolique, l'artère continuera à s'affaisser entre chaque systole cardiaque, mais durant un temps un peu plus long, car cet affaissement commencera plus tôt sur la pente diastolique et finira plus tard, l'onde pulsatile ne soulevant la paroi artérielle qu'au moment où sa tension surpasse légèrement celle de la manchette. Augmente-t-on encore la pression dans le brassard, le collapsus artériel deviendra

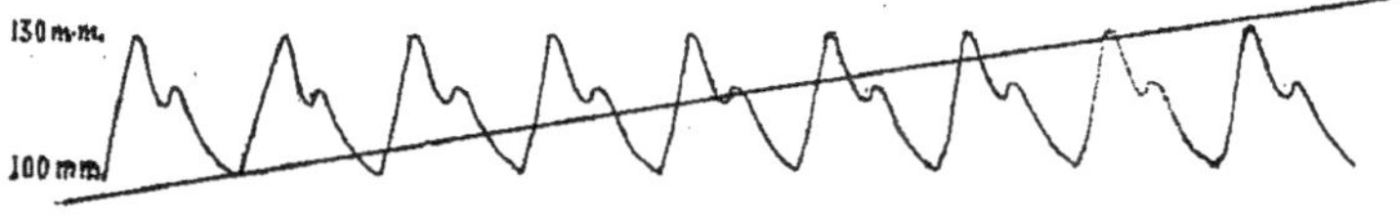

Fig. 28. — Figure schématique montrant comment l'ondée systolique, graduellement rongée par la base lors d'une compression croissante dans la manchette brachiale, n'arrive qu'amoindrie, jusqu'à devenir nulle, dans les artères sous-jacentes.

encore plus prolongé et une minime partie seulement de l'onde sanguine sera capable de franchir l'humérale, jusqu'au moment où la pression du brassard devenant supérieure à la tension systolique ou maxima, l'artère restera indéfiniment close, ne livrant plus passage à aucune goutte de sang.

En un mot, tout se passe comme si l'onde pulsatile qui traverse le manchon était progressivement (qu'on nous permette cette expression) *rongée par sa base*, pour n'arriver qu'amoindrie et mutilée dans les artères sous-jacentes jusqu'au moment de sa disparition totale. On comprend donc, dans ces conditions, que le moment où la tension de la manchette atteint ou dépasse légèrement la pression diastolique soit annoncé à l'exploration du pouls radial par une diminution d'amplitude des pulsations.

b). Les *procédés employés pour apprécier cette première*

diminution du pouls radial, sont exactement les mêmes que ceux étudiés plus haut annonçant sa disparition totale.

C'est d'abord la *palpation simple,* préconisée surtout par Strasburger. Le doigt, appliqué sur la radiale pendant l'insufflation lente et progressive de la manchette brachiale, palpe l'artère avec soin, attentif à la première diminution d'amplitude des pulsations. Le procédé est commode, d'application simple, mais demande une certaine habitude. La tendance est, au début, de donner des chiffres trop élevés, c'est-à-dire de percevoir trop tard le rapetissement des pulsations; et Strasburger lui-même déclare que, pendant assez longtemps, il ne trouvait à l'état normal que des chiffres inférieurs de 30 millimètres à la pression systolique, alors que, plus exercé, la différence entre les deux tensions s'élevait à 40 millimètres Hg. Il est possible aussi de procéder de façon inverse, c'est-à-dire d'apprécier le moment où, la pression baissant dans la manchette brachiale, les pulsations radiales acquièrent toute leur amplitude ; mais les indications ainsi fournies sont encore moins précises.

La *méthode graphique,* employée d'abord par Janeway, Masing, Sahli, le fut ensuite par Bingel, Strauss, Fleischer. Stürsberg et de nombreux autres auteurs. Elle nécessite les mêmes appareils que ceux décrits précédemment à propos de la détermination de la pression systolique, c'est-à-dire un bon sphygmographe ou turgosphygmographe, avec inscription au-dessus du tracé sphygmographique de la courbe de tension de la manchette brachiale. Si l'on emploie le sphygmotonographe de Jaquet, d'un maniement si commode, la modification introduite par Sahli afin d'éviter la turgescence veineuse de l'avant-bras est particulièrement utile, sans quoi le tracé a, de lui-même et sans que la pression augmente beaucoup dans la manchette, une tendance à s'élever et à diminuer d'amplitude. Comme on peut le remarquer sur les tracés ci-joints, recueillis à l'aide du sphygmotonographe de Jaquet, la première modification du tracé sphygmographique annonçant la pression diastolique se manifeste : 1° par une ligne diastolique plus

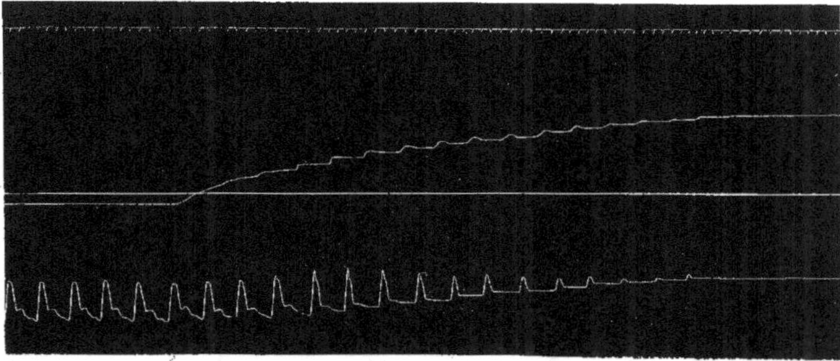

Fig. 29. — *Détermination de la tension diastolique à l'aide du sphygmotonographe de Jaquet.* — Le chiffre de cette pression doit être calculé, sur la ligne ascendante tracée par l'aiguille du tonographe, au moment précis où le tracé des pulsations radiales montre la première diminution d'amplitude ou même le premier relèvement du bas-fond diastolique. Chaque millimètre 8 au-dessus de la ligne de niveau horizontale, correspond à une augmentation de pression de 1 centimètre Hg au-dessus de 50 millimètres Hg.

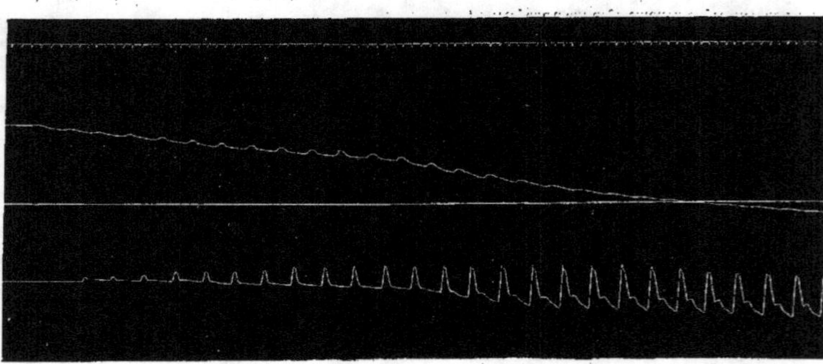

Fig. 30. — *Détermination de la tension diastolique à l'aide du sphygmotonographe de Jaquet.* Lors d'une pression décroissante dans la manchette brachiale, cette tension doit être calculée au point précis où les pulsations radiales commencent à récupérer toute leur amplitude.

horizontale ; 2° par une diminution de hauteur de la pulsation dont la base semble s'élever sur un plan invisible. Sur tous les tracés que nous avons recueillis, ces premières modifications de la pulsation nous ont toujours paru beaucoup plus faciles à saisir lors de la compression que de la décompression de la manchette, et la pression diastolique obtenue dans le premier cas était toujours nettement plus élevée que dans le second.

Le *contrôle visuel* de la première diminution d'amplitude du pouls est aussi facile que celui de sa disparition avec les appareils signalés plus haut. La pression diastolique doit être notée au moment précis où commence à diminuer l'amplitude des oscillations du signal dans l'appareil de Vaquez, de l'index capillaire dans celui de Bing.

On connaît les avantages réciproques de ces diverses méthodes d'exploration. Quant à leur sensibilité respective, elle est à peu de chose près la même. Cependant, bien que Strasburger prétende avoir presque toujours obtenu les mêmes chiffres à l'aide de la palpation simple que de l'enregistrement graphique et assure « qu'un doigt exercé parvient à explorer une artère de façon plus parfaite encore qu'il n'est possible avec le sphygmographe », la plupart des auteurs admettent que la méthode graphique donne pour la tension diastolique des chiffres inférieurs de 5 millimètres à 1 centimètre Hg à ceux de la palpation simple. Quant à la méthode visuelle de Bing, Strasburger, qui l'a expérimentée comparativement avec la palpation, ne lui trouve pas d'avantage appréciable.

2° **Vérification expérimentale et conclusions.** — Strasburger, ayant tenté la vérification expérimentale de cette méthode d'appréciation de la pression diastolique, la trouve suffisamment exacte. Après avoir établi une circulation artificielle dans un tube de caoutchouc, avec une pression constante et intermittente, et placé un manchon pneumatique à la partie supérieure du tube, un sphygmographe plus bas, il vit le tracé devenir plus petit au moment où le chiffre de la pression constante était atteint dans le manchon.

Mais les expériences faites directement sur l'homme par Otfried Müller et Blauel furent loin de donner des résultats aussi satisfaisants. La pression diastolique était mesurée directement du côté amputé à l'aide d'un manomètre métallique (le manomètre à Hg donnant, à cause de l'inertie et des oscillations propres de la colonne métallique, des chiffres beaucoup trop élevés); tandis que de l'autre côté, la pression diastolique était enregistrée graphiquement par Bingel lui-même à l'aide d'une manchette de Riva-Rocci-Recklinghausen et de son appareil. Or les chiffres trouvés par Bingel pour la pression diastolique, dans trois mensurations successives, furent 83 à 84 millimètres Hg, alors que le manomètre métallique du côté opposé enregistrant directement la pression latérale de l'humérale, donnait des chiffres de beaucoup inférieurs, variant entre 60 et 65 millimètres Hg (1). Bien qu'il s'agisse là d'une vérification expérimentale unique, elle nous paraît suffisamment démonstrative et nous permet d'affirmer que *la méthode qui consiste à déterminer la pression diastolique par la diminution de l'amplitude du pouls (même enregistrée graphiquement) donne des chiffres notablement trop élevés.* Dans l'expérience précédente, cette surestimation dépassait de 25 p. 100 le chiffre de la pression diastolique réelle.

Cette erreur pouvait, semble-t-il, être prévue et se trouve du moins aisément explicable. L'affaissement diastolique de l'humérale, lorsqu'il commence à se produire, se manifeste pendant un temps extrêmement court, tout au fond de la vallée qui sépare

(1) Les auteurs font remarquer que, dans ce cas, la tension était bien égale des deux côtés, car il fallait des deux côtés une même pression de 128 à 130 millimètres dans la manchette pour produire l'arrêt des pulsations au manomètre ou au doigt. A remarquer également que ces chiffres de pression diastolique relativement bas sont probablement dus à la narcose profonde, ce qui n'empêche en rien leur comparaison avec ceux enregistrés par l'appareil de Bingel.

deux pulsations, et par conséquent ne diminue vraiment pas sensiblement l'amplitude de la pulsation qui suit. Ce n'est que lorsque la pression monte un peu dans le manchon que l'affaissement est assez prolongé pour ronger vraiment l'onde systolique par la base et produire une diminution appréciable du pouls (1).

(1) Nous verrons plus loin que l'exploration au-dessous du point de compression est capable, si l'on prend comme point de repère non plus la première diminution d'amplitude des pulsations, mais une certaine vibrance du pouls, de donner des chiffres se rapprochant beaucoup plus de la pression diastolique vraie. Mais cette vibrance spéciale du pouls, bien que se percevant parfois bien au-dessous de la manchette, se relie d'une façon tellement intime au phénomène des oscillations de la paroi artérielle à l'intérieur du manchon que nous croyons à la fois plus logique et plus naturel de repousser son étude au chapitre suivant.

CHAPITRE II

PROCÉDÉS UTILISANT LES OSCILLATIONS DE LA PAROI ARTÉRIELLE AU NIVEAU DE LA COMPRESSION

MÉTHODE OSCILLATOIRE ET SES ÉQUIVALENTS

« C'est à une conception géniale de Marey, écrit v. Recklinghausen, que nous devons une nouvelle méthode de mensuration de
la presssion sanguine ». Et, en effet, la méthode proposée par
Marey repose sur un principe vraiment nouveau, n'ayant absolument rien de commun avec les précédents, mais dont la
découverte, chose étrange, a précédé toutes les recherches que
nous venons de signaler sur la mesure de la pression sanguine.

C'est dans les « Travaux du laboratoire » qu'on peut suivre
pas à pas le développement de la pensée du maître. Il imagine
tout d'abord un *nouveau procédé de compression artérielle* :
« si, dit-il, au lieu de comprimer un vaisseau sur une de ses
faces, on plongeait ce vaisseau dans un milieu comprimé à une
pression qu'on pût graduer, il est clair qu'en élevant peu à peu
la pression du milieu ambiant, on arriverait à un moment où
la pression intérieure serait vaincue. Le moment où se produirait l'affaissement du vaisseau signalerait l'instant où la
pression ambiante, mesurable au manomètre, arriverait à dépasser la pression intra-artérielle » (1876). De là à enfermer non

plus une artère, mais une partie du corps dans un petit réservoir inextensible rempli de liquide par l'intermédiaire duquel on pourrait opérer la compression, il n'y avait qu'un pas qui fut vite franchi. Il fit construire deux appareils, l'un pour le bras, l'autre pour le doigt (sphygmoscope), dans lesquels la partie introduite plongeait dans de l'eau dont on pouvait à volonté faire varier la pression. Puis, s'avisant d'enregistrer à l'aide d'un manomètre à Hg les oscillations déterminées par le pouls total du membre dans la masse liquidienne, il découvrit ce fait capital que *les mouvements oscillatoires de la masse liquidienne variaient d'amplitude suivant la pression régnant dans le réservoir.* Il rechercha alors, dans chaque cas, la contre-pression nécessaire pour obtenir les oscillations les plus amples du manomètre, estimant qu'à ce moment les parois vasculaires complètement détendues flottaient librement et que « les choses devaient se passer comme si la pression du sang était appliquée directement au manomètre ». On peut ainsi déterminer, dit-il, « la valeur de la pression qui fait équilibre à celle du sang » et il insiste sur tous les services qu'a pu lui rendre cette méthode pour la recherche de la pression sanguine chez l'homme. Plus tard, en 1878, revenant sur la description de son sphygmoscope, il ajoute : « Si j'indique ces dispositions nouvelles de l'expérience et ces nouveaux essais, c'est avec l'espoir que d'autres physiologistes s'attacheront à améliorer cette méthode encore imparfaite et chercheront à rendre plus simple et plus précise la détermination directe de la pression du sang chez l'homme ».

Le vœu de Marey a été exaucé, mais près de vingt-cinq ans plus tard ; et grâce aux travaux de Mosso, Roy et Adami, Oliver, Hill et Barnard, Pal, et surtout de H. von Recklinghausen et J. Erlanger, la méthode oscillatoire est devenue un des procédés les plus couramment employés dans la détermination clinique de la pression artérielle.

Afin d'apporter un peu de clarté dans l'exposition d'un sujet dont le principe, déjà compliqué à l'origine, l'a été davantage encore dans la suite par la diversité des interprétations proposées, la multiplicité des appareils imaginés avec leurs innombrables modifications de détail, nous procéderons là comme précédemment. Au lieu de passer en revue successivement tous les appareils ou procédés divers — ce qui demanderait de trop longs développements — nous ferons une étude très générale de cette méthode d'exploration et passerons successivement en revue :

1° Les oscillations ;

2° La manière de recueillir ces oscillations ;

3° Les diverses méthodes imaginées pour rendre sensibles ces oscillations ;

4° Critique des résultats fournis par la méthode oscillatoire et ses équivalents.

§ 1. — Les oscillations.

Depuis les premiers travaux de Marey, les oscillations qui prennent naissance au contact d'une artère progressivement comprimée dans un milieu fluide ont fait l'objet, dans ces dix dernières années surtout, d'innombrables travaux parmi lesquels nous citerons particulièrement ceux de von Recklinghausen, de Sahli, de Strasburger.

Il s'agit à l'origine de *véritables oscillations de la paroi artérielle*. Cette paroi, en soulevant les parties molles superposées, détermine dans le milieu qui entoure le membre des *oscillations de pression* qu'il est facile de retransformer en nouvelles *oscillations sensibles* en mettant ce milieu en communication directe avec un manomètre quelconque. Pratiquement, il suffit pour recueillir ces oscillations de placer autour du bras d'un sujet une manchette brachiale ordinaire de 12 à 13 centimètres de hauteur, dans laquelle on élèvera la pression à l'aide d'une soufflerie de Richardson un peu forte, et de relier cette manchette à un appareil inscripteur ou simplement à un manomètre métallique très sensible. Si l'on examine avec attention et chez plusieurs malades les courbes oscillatoires inscrites sur lé papier noirci ou simplement figurées par la succession des mouvements de l'aiguille du manomètre, on ne tarde pas à remarquer que, sur le thème uniforme et fondamental d'oscillations d'amplitude progressivement croissantes et décroissantes, viennent se greffer des différences individuelles considérables, des variations d'aspect parfois déconcertantes, qui rendent assez difficile la lecture, le repérage, et par conséquent l'interprétation de ces courbes. Il importe, afin d'éviter les interprétations erronées, de faire une étude détaillée et raisonnée de ces courbes oscillatoires, en mettant successivement en évidence leurs caractères fondamentaux (*courbe théorique*) ; les modifications que leur impriment forcément leur enregistrement chez l'homme (*courbe réelle*) ; enfin, les variations résultant de leur application à chaque cas particulier (*courbes individuelles*).

1° **Courbe théorique.** — Bien que cette courbe ne soit jamais exactement réalisée dans la pratique, ses éléments se retrouvent facilement dans tous les cas. On peut la figurer par le schéma suivant dans lequel il est aisé de distinguer trois parties : 1° une série de petites oscillations d'amplitude progressivement croissante ; 2° une série de grandes oscillations régulièrement décroissantes, séparées des précédentes par une démarcation brusque ; 3° une ligne droite figurant l'extinction absolue de toute oscillation.

a) La genèse des *petites oscillations d'amplitude croissante* s'explique par la dilatation variable de l'artère suivant le degré de compression qu'elle subit. Supposons qu'il existe dans l'humérale une tension diastolique ou minima de 80 millimètres et une tension systolique de 130 millimètres Hg, par conséquent une tension du pouls de 130 — 80 = 50 millimètres Hg. Au moment où la pression est nulle dans la manchette brachiale, l'air qui y est contenu n'éprouvera, lors de chaque pulsation, que des variations de pression à peu près insignifiantes, car l'expansion de la paroi artérielle répondant à des variations de tension sur sa surface interne de 80 à 130 millimètres Hg est très minime. Élevons dans la manchette brachiale la pression de l'air à 20 millimètres Hg, les oscillations vont devenir sensiblement plus considérables, car le premier effet de cette pression sera de détendre d'une quantité égale la paroi artérielle et de grossir son expansion ultérieure. Au moment de la diastole, en effet, la paroi artérielle, supportant en dedans une pression de 80 millimètres et à l'extérieur une pression agissant

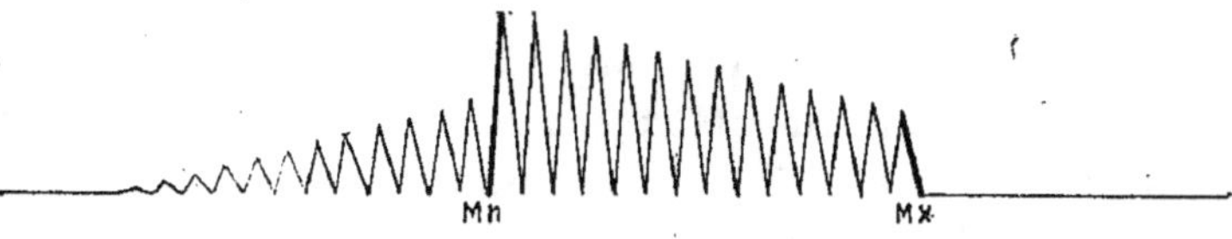

Fig. 31. — *Courbe oscillatoire théorique.* Au-dessous de la pression diastolique Mn se trouve une phase d'oscillations à amplitude progressivement croissante dues à la simple dilatation de l'artère ; au-dessus de la pression systolique Mx se voit une ligne horizontale traduisant l'absence de toute oscillation ; entre Mn et Mx prend place la phase des grandes oscillations, à amplitude subitement accrue puis progressivement décroissante, dues à la superposition des valeurs de dilatation et des valeurs de décollapsus artériel (1).

en sens contraire de 20 millimètres, sera soumise à une tension réelle de 60 millimètres seulement ; et l'onde systolique qui reste uniformément de 50 millimètres Hg, agissant sur une paroi tendue à 60 millimètres au lieu de 80, produira une expansion nettement plus accusée. C'est en effet une loi bien connue des membranes élastiques et en particulier des parois artérielles, que leur élasticité ou, si l'on préfère, leur dilatabi-

(1) Dans cette figure schématique, comme dans la plupart des suivantes, nous avons supposé une pression du pouls égale, ou du moins un mouvement d'ascension de l'aiguille réglé de façon à produire un même nombre d'oscillations dans l'intervalle qui sépare la pression diastolique de la pression systolique. De plus, pour plus de simplicité, nous avons omis de représenter le mouvement régulier d'ascension de l'aiguille du tonomètre et n'avons figuré que les oscillations de cette aiguille, en leur donnant à toutes une même base sur une ligne fictive horizontale.

lité n'est nullement proportionnelle à la tension, mais augmente nettement (pour une même variation de pression) à mesure que diminue la tension initiale. A mesure que la pression de la manchette brachiale arrivera à 40, 60, 70 millimètres Hg, les oscillations iront toujours en augmentant et atteindront leur maximum au moment précis où, la pression extérieure égalant la tension diastolique de 80 millimètres, la paroi artérielle, supportant une pression égale à l'intérieur et à l'extérieur, va se trouver absolument détendue, complètement libre, flottante, capable par conséquent de présenter une expansion maxima sous l'influence de l'excédent des 50 millimètres Hg que va réaliser à son intérieur l'arrivée de l'onde systolique.

b) L'explication de la seconde phase, caractérisée par les *grandes oscillations à amplitude décroissante*, est tout aussi simple. Au moment où nous venons de laisser la manchette brachiale, la pression qui règne à son intérieur est juste égale à la pression diastolique, mais élevons cette pression de quelques millimètres seulement et voyons ce qui va se passer. L'artère humérale, supportant une pression nettement supérieure à celle qui existe à son intérieur lors de la fin de la diastole, va s'affaisser brusquement à ce moment-là et entrer en collapsus complet jusqu'à ce que survienne la prochaine ondée systolique. Cette ondée systolique, pénétrant dans cette artère aux parois accolées, aura pour effet : 1° de faire cesser le collapsus artériel et de restaurer le calibre initial du vaisseau ; 2° de produire, de plus, une expansion artérielle correspondant à une pression du pouls de 50 millimètres Hg agissant sur une paroi artérielle à peu près détendue. La première oscillation qui va traduire au dehors les variations de volume de l'artère comprimée dans la manchette offrira donc d'emblée une amplitude beaucoup plus élevée que la précédente puisqu'elle va ajouter à une valeur de dilatation à peu près égale une valeur nouvelle (que nous appellerons valeur de décollapsus) qui vient d'entrer brusquement en scène.

Mais les oscillations ne se maintiendront pas longtemps à

cette hauteur. Laissons monter la pression du brassard jusqu'à 100 millimètres : l'affaissement artériel diastolique se produira de la même façon, mais la paroi vasculaire étant surchargée en dehors par une pression de 100 millimètres, cet affaissement ne disparaîtra que lorsque la pression systolique aura atteint le même chiffre. Il ne restera donc, pour produire l'expansion artérielle supplémentaire venant s'ajouter à la valeur de décollapsus, qu'un excédent de pression du pouls de 30 millimètres au lieu de la pression totale initiale de 50 millimètres Hg. Par suite, l'oscillation sera donc d'amplitude un peu moindre. Avec une pression de 120 millimètres, dans le manchon, l'onde systolique sera encore capable de décoller les parois humérales mais ne pourra plus consacrer à la distension du cylindre artériel qu'une pression de 10 millimètres Hg, d'où une diminution encore notable de l'oscillation produite. Avec une pression enfin de 130 millimètres à l'intérieur du brassard, l'onde systolique, dont la tension est de 130, sera juste suffisante pour restaurer le calibre initial de l'artère et sera incapable de produire la moindre distension supplémentaire. L'oscillation se trouvera donc réduite simplement à la valeur du décollapsus artériel.

c) La troisième phase, figurée par une *simple ligne horizontale*, n'a pas besoin d'être expliquée. La pression de la manchette étant devenue supérieure à la pression systolique, l'écrasement de l'artère reste permanent et les oscillations sont complètement abolies.

De tout ceci, il résulte que l'amplitude des oscillations est réglée à chaque moment par deux sortes de valeurs que l'on pourrait appeler *valeurs de dilatation* et *valeurs de décollapsus.* Dans la première phase, les premières entrent seules en jeu et l'amplitude croissante des oscillations est due à l'augmentation progressive des valeurs de dilatation. Dans la deuxième phase, dont le début marque la pression minima et la fin la pression maxima, chaque oscillation est due à la superposition des deux valeurs, l'une uniforme, la valeur de décollapsus, l'autre variable et décroissante, la valeur de dilatation ; ainsi s'explique la diminution progressive de ces oscillations depuis le début où la valeur de décollapsus a exhaussé brusquement leur niveau jusqu'à la fin où, la valeur de dilatation ayant disparu, elle se trouve constituer à elle seule toute leur hauteur.

Le taux de ces deux sortes de valeurs est éminemment variable suivant les individus, car il dépend, pour les valeurs de dilatation, de l'élasticité des parois artérielles et du chiffre de la tension du pouls, pour les valeurs de décollapsus, du calibre de l'artère considérée. Il nous est possible d'en prendre une idée en nous reportant aux recherches expérimentales très intéressantes de Strasburger. Expérimentant sur des artères humérales normales, à l'aide d'un procédé que nous ne pouvons détailler ici, cet auteur a trouvé que la valeur en capacité du décollapsus pour une humérale normale de 12 centimètres de longueur était de 0 cent. cube 75. Quant à la valeur de la distension artérielle sous l'influence de diverses pressions, elle est loin d'être négligeable, et cet auteur a trouvé que si l'on part du point d'équilibre de la paroi artérielle, un changement de tension de 0 à 40 millimètres produit une dilatation qui, mesurée en capacité, équivaut parfois à la presque totalité (2 cas sur 3) et toujours à plus de la moitié de la valeur de décollapsus; de 40 à 80 millimètres à un peu moins de la moitié et de 80 à 120 millimètres à peu près au quart de cette valeur. Ces chiffres sont importants à connaître car ils donnent une idée de la réduction de capacité que peut offrir l'espace aérien de la manchette brachiale chez un individu normal, réduction qui peut atteindre plus d'un centimètre cube au moment des grandes oscillations ; il montre, d'autre part, qu'avec une pression du pouls élevée (par exemple 60 à 80) la valeur de dilatation de l'artère peut parfois surpasser en hauteur la valeur de décollapsus (1).

(1) On peut objecter à ces mensurations, fait remarquer Strasbur-

Strasburger a figuré de la façon suivante les déplacements d'air qui s'effectuent dans la manchette brachiale chez un individu normal et dont la grandeur doit théoriquement régler l'amplitude des oscillations :

PRESSION dans la manchette	VARIATION DE VOLUME DE L'HUMÉRALE		
	Par décollapsus artériel	Par dilatation artérielle	Total
P. systolique			
130^{mm}	»	»	»
120	0,50	»	0,50
110	0,50	0,15	0,65
100	0,50	0,30	0,80
90	0,50	0,40	0,90
80	0,50	0,45	0,95
P. diastolique			
80	»	0,45	0,45
70	»	0,35	0,35
60	»	0,27	0,27
50	»	0,20	0,20
40	»	0,20	0,20
30	»	0,19	0,19
20	»	0,15	0,15
10	»	0,14	0,14
»	»	0,10	0,10

2° **Courbes réelles.** — Si les courbes oscillatoires, recueillies en expérimentant directement comme l'ont fait Howell et Brush, Erlanger, sur de simples tubes en caoutchouc avec pression constante et variable, ont la netteté de celle que nous avons figurée plus haut, il n'en est jamais de même pratiquement chez l'homme. La présence des parties molles interposées entre l'artère et le brassard produit toujours au moins deux modifications : 1° la présence d'oscillations au-dessus de la

ger, qu'elles ont été faites sur des artères mortes, c'est-à-dire sans tonus. Mais, d'après Mac William, le tonus artériel persisterait assez longtemps après la mort, et de fait Strasburger a montré que des mensurations faites après un temps très long donnaient des chiffres bien supérieurs, par suite de la disparition de ce tonus.

pression systolique ; 2° l'altération de la première et de la dernière partie de la phase des grandes oscillations.

a. La partie supérieure de la courbe, représentée précédemment par une *simple ligne horizontale*, va se trouver occupée, sur un espace variable, par quelques oscillations ordinairement de très faible amplitude. Ces oscillations, qui se produisent alors que la pression du brassard est supérieure à la tension systolique et que par conséquent l'artère humérale reste continuellement affaissée, sont dues au choc rythmique du pouls huméral contre le bord supérieur du manchon. Du fait de la

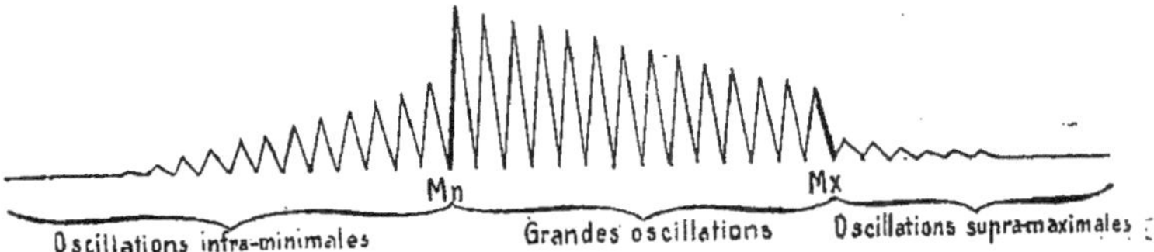

Fig. 32. — *Courbe oscillatoire réelle :* première modification consistant dans l'adjonction, aux deux phases déjà existantes des oscillations infra-minimales et des grandes oscillations, d'oscillations supra-maximales dues au choc du pouls huméral contre le rebord supérieur de la manchette brachiale.

présence de ces oscillations supérieures, la courbe oscillatoire se trouve donc divisée en trois segments : au milieu, les *grandes oscillations* dont le début et la fin marquent la pression diastolique et systolique, au-dessus et au-dessous, d'autres oscillations que l'on pourrait dénommer *oscillations supra-maximales* et *oscillations infra-minimales*, puisqu'elles se produisent respectivement soit au-dessus de la pression maxima, soit au-dessous de la pression minima.

b. Mais les modifications les plus importantes de la courbe oscillatoire recueillie chez l'homme à l'aide du brassard consistent certainement dans l'altération portant sur le *début et la fin de la phase des grandes oscillations.*

α), Les grandes oscillations, en effet, *au lieu d'atteindre d'emblée leur maximum, augmentent progressivement d'amplitude* pendant un certain temps, avant de présenter leur diminution régulière. Il résulte de là que les plus grandes oscillations n'occupent plus exactement le début du segment moyen de la courbe oscillatoire, mais un point plus ou moins éloigné entre la pression diastolique et la pression systolique. Or, on admet avec Erlanger, von Recklinghausen et la plupart des auteurs, que la pression diastolique doit être marquée toujours au moment du début des grandes oscillations et non, comme le voudraient certains, au point où ces grandes oscillations offrent leur amplitude maxima ; ce dernier repère serait du reste assez imprécis car,

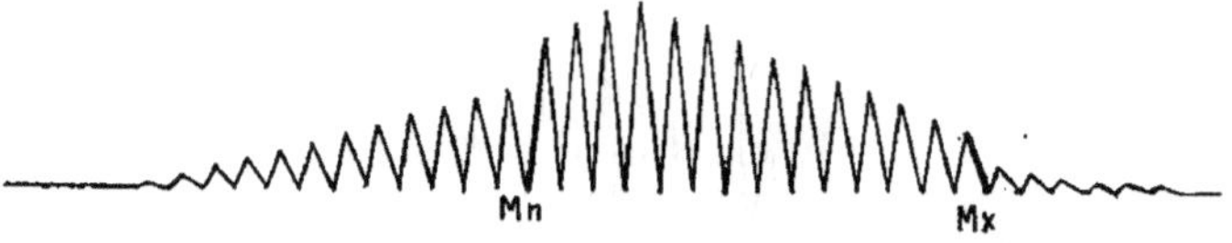

FIG. 33. — *Courbe oscillatoire réelle* : deuxième modification, se traduisant par une démarcation moins nette de la phase des grandes oscillations d'avec la phase des oscillations infra-minimales ou supra-maximales. L'amplitude des grandes oscillations, au lieu de s'établir brusquement, croît progressivement, puis diminue plus rapidement après avoir atteint son maximum. Il résulte de là que le début et la fin de la phase des grandes oscillations se détachent moins nettement sur la courbe oscillatoire, et que les plus grandes oscillations ne correspondent plus exactement à la pression diastolique mais à une pression assez notablement supérieure.

assez souvent, les grandes oscillations, lorsqu'elles ont atteint leur plus grande amplitude, restent un certain temps en plateau avant de diminuer nettement de hauteur.

L'*explication de cette déformation* de la courbe théorique ne paraît pas encore avoir été fournie avec certitude. D'après Recklinghausen, elle serait due à ce que le collapsus du cylindre artériel compris sous le manchon ne serait pas d'emblée total mais mettrait un certain temps à intéresser toute l'étendue de l'artère. Nous l'avons vu plus haut, dans la compression du bras par un manchon pneumatique, tout se passe comme si les parties périphériques de l'artère (c'est-à-dire situées sous les bords du manchon) ne supportaient qu'une pression incomplète et cela sous une étendue d'autant plus longue — pour une même pression et une même longueur de la manchette — que les parties molles du bras sont plus épaisses. Donc, au moment précis où la pression diastolique est atteinte dans le brassard, seules les parties médianes de l'artère sont écrasées ; ce n'est qu'au fur et à mesure de l'augmentation de la pression que le collapsus gagne les parties périphériques de cette artère et se trouve capable par conséquent de fournir son rendement oscillatoire maximum. D'après Sahli, la pression étant un peu moins forte dans le bout périphérique de l'humérale que dans le bout central, c'est ce bout périphérique qui s'écraserait tout d'abord et, de plus, l'onde systolique venant se réfléchir et buter contre cet obstacle développerait dans le segment artériel non affaissé, par un phénomène analogue au coup de bélier, une augmentation de pression qui influerait sur l'amplitude des oscillations. On peut se demander encore, nous semble-t-il, si à côté de ce fait que le collapsus ne s'étend pas d'emblée à la totalité du cylindre artériel, il ne faut pas tenir compte de cette circonstance que ce collapsus ne doit pas être complet dès l'origine, c'est-à-dire que les deux parois de l'artère ne doivent pas s'accoler exactement. Tout au début en effet, alors que la pression diastolique vient seulement d'être atteinte dans le brassard, cette pression n'est supérieure à la pression minima artérielle que pendant l'intervalle de temps extrêmement court — quelques centièmes de seconde à peine — figuré sur un tracé sphygmographique par le bas-fond de la vallée qui sépare deux pulsations (1). Or, il est parfaitement plausible d'admettre que, durant ce court espace de temps, le cylindre artériel n'ait pas le temps d'entrer en collapsus complet en chassant brusquement son contenu sanguin, mais que ses parois décrivent simplement une légère courbe qui sera d'autant plus accusée que l'excédent de pression se maintiendra plus longtemps, jusqu'à ce qu'elle arrive en fin de compte à déterminer l'oblitération

(1) Si le pouls bat à 90 à la minute, la durée de la pulsation mesure 0,75 centièmes de seconde, et le bas-fonds de la vallée ne compte pas plus de 3 à 5 centièmes de seconde.

totale de l'artère. Une autre circonstance qui doit tendre à rendre l'écrasement artériel incomplet au début, c'est que, au fur et à mesure que la paroi artérielle se déprime, la tension doit nécessairement baisser dans le manchon ; et il faut absolument, pour aboutir au collapsus total, que la pression dans le brassard reste supérieure à la pression diastolique alors même que l'affaissement artériel aura augmenté d'autant sa capacité (1). Quelle que soit la valeur respective de toutes ces explications dans la genèse du phénomène en question, elles aident cependant à comprendre comment, alors qu'un affaissement total et complet de l'artère produirait d'emblée des oscillations maxima, un affaissement d'abord partiel et incomplet de cette même artère ne peut donner lieu qu'à des oscillations d'amplitude croissante, n'atteignant que progressivement cette valeur maxima.

β) Pour des raisons analogues, mais inverses, les grandes oscillations, tout en haut de la courbe, *ne présentent pas d'emblée toute l'amplitude à laquelle elles auraient droit théoriquement*. Suivant le sens dans lequel on effectue la lecture de cette courbe, on peut dire qu'elles diminuent trop rapidement ou qu'elles n'atteignent pas d'emblée l'amplitude qu'elles devraient avoir. C'est qu'en effet, en haut de la courbe comme en bas, la valeur de décollapsus qui va se superposer dans chaque oscillation à la valeur de dilatation n'atteint pas de suite, mais progressivement son véritable taux. Supposons la pression dans le brassard supérieure à la tension systolique et laissons-la tomber lentement jusqu'à ce qu'elle devienne égale ou un peu inférieure à la tension maxima. A ce moment, l'extrême sommet de l'ondée systolique va pouvoir pénétrer dans le segment

(1) Il faut aussi compter avec ce fait que, dans la compression du bras, l'humérale est certainement l'artère la plus importante, mais n'entre peut-être pas seule en jeu. On ne peut éliminer absolument d'autres tranches artérielles assez volumineuses, dont la pression diastolique est sans doute inférieure à celle de l'humérale et qui se laissent écraser pareillement.

de l'humérale emprisonnée et affaissée sous le manchon, mais sera-t-il capable de produire un décollapsus complet et total de tout ce segment artériel ? Certainement non, et pour des raisons multiples qu'il est facile d'imaginer. La partie supérieure de l'humérale située sous le bord du brassard et supportant de ce fait une pression moindre se laissera tout d'abord seule injecter ; de plus, cette inondation n'aura lieu que pendant un temps extrêmement court, comme il est facile de s'en rendre compte en considérant le sommet aigu d'un sphygmogramme. Ce n'est qu'au fur et à mesure, la pression tombant dans le brassard, que l'ondée systolique aura la force et le temps de pénétrer dans toute la longueur du tunnel artériel pour restaurer son calibre initial, et en un mot de produire un décollapsus total et complet.

Si nous avons insisté avec autant de détails sur les déformations de la base et du sommet de la courbe des grandes oscillations, c'est qu'elles acquièrent en pratique une importance capitale, et nous verrons dans un instant l'obstacle qu'elles peuvent apporter à la lecture et à l'interprétation des courbes oscillatoires.

3° **Courbes individuelles.** — Il suffit de prendre la tension sanguine par la méthode oscillatoire chez un certain nombre de malades et de suivre attentivement la succession des mouvements de l'aiguille du tonomètre pour se rendre compte des variations considérables de la courbe oscillatoire, suivant les sujets. Ces variations peuvent affecter chacun des trois segments de la courbe et relèvent de conditions multiples : valeur absolue de la tension sanguine, hauteur de la pression du pouls, état de l'élasticité artérielle, calibre du vaisseau, épaisseur des parties molles, etc.

Les *oscillations infra-minimales* diffèrent beaucoup d'amplitude et de netteté. — Les conditions qui paraissent les plus favorables à leur développement sont celles qui donnent lieu au pouls ample, bondissant : c'est-à-dire une tension systolique élevée et une forte pression du pouls, le tout allié à une élasticité artérielle parfaite, permettant une forte expansion du vaisseau. De cette façon, se trouvent réunies toutes les conditions propres à faire monter le taux des valeurs de dilatation, sous l'influence desquelles se trouvent ces oscillations infra-minimales. Lorsqu'elles sont très amples, leur début peut se manifester très tôt, dès que la pression s'est élevée de quelques millimètres Hg seulement dans la manchette ou même dès que le brassard est ajusté sur le bras. C'est dans l'insuffisance aortique, la néphrite chronique qu'elles atteignent leur plus haute valeur. Leur accroissement est assez régulier mais se fait peut-être plus rapidement, comme l'a fait remarquer Strasburger, vers la partie supérieure de la courbe que vers la partie inférieure. Lorsque le pouls est petit, filiforme, elles deviennent très peu apparentes et leur début est plus tardif; dans des cas de ce genre et notamment dans un cas de rétrécissement aortique pur, nous les avons vues se manifester seulement avec une pression de 4 à 5 centimètres Hg dans la manchette brachiale.

Les variations individuelles sont encore plus considérables en ce qui concerne les *oscillations supra-maximales*, et ces variations semblent dépendre au moins autant de la configuration du bras, de l'épaisseur des parties molles, du calibre de l'artère, que des qualités du pouls. Tantôt réduites à quelques oscillations à peine sensibles, précédant de peu, lorsqu'on fait baisser la pression dans le brassard, la naissance des grandes oscillations, elles affectent d'autres fois une amplitude très marquée, se manifestant sur une grande étendue, ne cessant même pas lorsque la pression de la manchette surpasse de 8 à 10 centimètres Hg la tension maxima. Marey, du reste, avait parfaitement noté qu'avec son sphygmoscope il était souvent impossible de faire disparaître ces oscillations, même avec une pression de 25 à 30 centimètres Hg.

En ce qui concerne la phase des *grandes oscillations,* les variations individuelles ne sont pas moins marquées. — La *hauleur de ces oscillalions* ne présente rien d'absolu et dépend uniquement du taux respectif des valeurs de dilatation et de décollapsus dans le cas considéré. C'est dire que ces oscillations très accusées, parfois même gigantesques (1 centimètre et demi au tonomètre de Recklinghausen, 10 à 12 centimètres au sphygmoscope de Pal) lorsqu'il s'agit d'artères volumineuses avec pouls ample et tendu, peuvent être extrêmement minimes et presque imperceptibles dans le cas d'artères petites avec pouls filiforme. En un mot, ce terme de « grandes oscillations » n'a de valeur que par rapport aux oscillations infra-minimales ou supra-maximales de la même courbe et n'autorise aucune comparaison d'une courbe à l'autre. — L'importance des *déformations de la courbe*, sur lesquelles nous avons longuement insisté plus haut, diffère de même beaucoup suivant les individus ; elle se trouve soumise à plusieurs facteurs et, pour une grande partie sans doute, à l'épaisseur des parties molles. Disons aussi que ces déformations sont grossies en quelque sorte par le chiffre de la tension du pouls. Cela est vrai surtout pour les déformations de la partie inférieure de la courbe. Si la tension du pouls est petite (35 millimètres Hg par exemple) l'amplitude maxima des oscillations suit d'assez près, un demi-centimètre Hg à peine, le début des grandes oscillations ; lorsqu'au contraire, comme dans l'insuffisance aortique, la néphrite chronique, la tension du pouls très augmentée atteint les chiffres de 60, 80 et même 100 millimètres Hg, l'amplitude maxima n'est souvent réalisée qu'après 2, 3 et même 4 centimètres Hg au-dessus de la naissance des véritables oscillations diastoliques. Enfin, il arrive parfois que même en continuant à élever la pression dans la manchette, ces grandes oscillations présentent pendant un certain temps même base et même amplitude. Tout en haut de la phase des grandes oscillations, on rencontre les mêmes variétés, et s'il est des cas où la disparition et la naissance des grandes oscillations est manifeste, il en est d'autres, comme nous allons le voir, où l'on a la plus grande peine à les distinguer des oscillations supra-maximales.

4° Conséquences de ces altérations de la courbe théorique. —
Toutes ces modifications, toutes ces variations individuelles
des courbes oscillatoires nous intéresseraient fort peu, si elles
n'avaient pour effet commun de *rendre beaucoup plus difficile
la délimitation de la phase des grandes oscillations*, qui seule
importe, puisque les deux valeurs que nous voulons obtenir —
pression systolique, pression diastolique — sont précisément
marquées par le début ou la terminaison de ces grandes oscillations.

S'agit-il de fixer la pression maxima, les altérations de la
courbe que nous venons de signaler, vont souvent rendre bien
malaisée la *démarcation de la limite supérieure des grandes
oscillations*. Si l'on se sert d'un manomètre métallique, du
tonomètre de Recklinghausen par exemple, cette limite supérieure est plus facile à fixer en laissant tomber lentement la
pression dans la manchette brachiale, après l'avoir élevée à un
chiffre supérieur à celui de la tension systolique, qu'en déterminant son ascension progressive. Lorsqu'il n'y a pas d'oscillations supra-maximales, comme le fait se présente parfois,
la détermination de la pression systolique est particulièrement
facile, car l'aiguille qui descendait progressivement présente
d'emblée, après un arrêt court et subit, une pulsation qui est
une grande oscillation et qui marque la pénétration du sang
sous le manchon. Lorsqu'il existe des oscillations supra-maximales, et c'est le cas de beaucoup le plus commun, la détermination de la démarcation supérieure des grandes oscillations
reste très souvent d'une extrême netteté : l'aiguille du tonomètre, qui n'était animée que de vibrations très minimes, décrit
en s'abaissant une oscillation qui offre à la fois une amplitude
nettement plus grande et un rythme plus soudain, plus brusque,
et les oscillations suivantes conservent et accusent encore
ces caractères. D'autres fois la transition est bien moins nette,
il faut s'y reprendre à plusieurs fois, examiner avec attention,
pour surprendre la variation subite d'amplitude ou la modification de rythme qui est certainement aussi caractéristique.

Parfois enfin, il faut bien l'avouer, la démarcation entre les petites oscillations supra-maximales et les grandes oscillations est vraiment impossible à surprendre ou du moins à fixer avec certitude. Les petites oscillations dues au choc du pouls huméral sur le rebord supérieur de la manchette, à mesure que la pression tombe, augmentent progressivement d'amplitude jusqu'à devenir assez grandes, puis très grandes et donner l'impression nette que l'on est dans les grandes oscillations comme en témoigne du reste la réapparition du pouls radial perçu à la palpation. Mais, même en recommençant l'épreuve plusieurs

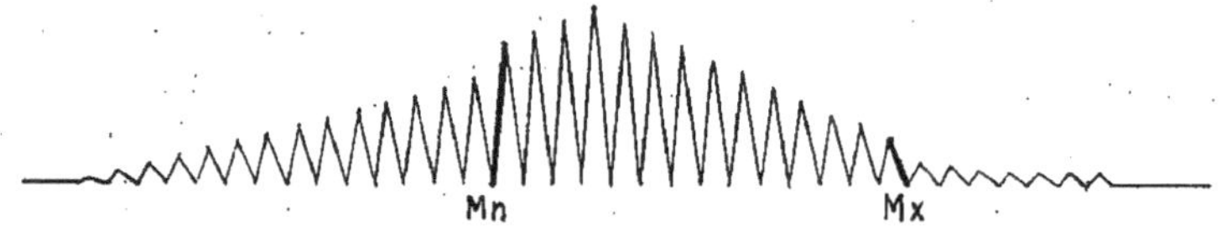

Fig. 34. — *Courbe oscillatoire dans un cas de pouls moyennement tendu et bondissant.* Par suite de l'amplitude des oscillations infra-minimales, de l'augmentation et de la diminution très progressives des grandes oscillations, la délimitation nette de la phase des grandes oscillations est devenue difficile, mais reste cependant possible.

fois et avec soin, il est impossible de surprendre la saute brusque d'amplitude et la détente vive qui marquent d'ordinaire la limite supérieure des grandes oscillations.

La *démarcation de la limite inférieure des grandes oscillations* qui doit fixer la valeur de la pression diastolique paraît au début peut-être plus difficile à fixer que celle de leur limite supérieure. Il n'est pas douteux cependant qu'avec un peu d'habitude, son appréciation ne devienne plus aisée ; et s'il est assez commun de ne pouvoir fixer avec précision la pression systolique oscillatoire, le fait est certainement plus exceptionnel pour la pression diastolique. Sa détermination est beaucoup plus facile en faisant monter progressivement la pression dans la manchette brachiale qu'en la faisant tomber ; c'est donc ainsi que l'on procédera d'ordinaire. On se trouvera même bien, dans une première tentative, de laisser la pression monter assez rapidement de façon à fixer à peu près la zone de début et la situation de ces grandes oscillations, qu'il s'agira de préciser ultérieurement. On aura soin également, entre chaque tentative, de dégonfler complètement le brassard afin d'éviter la gêne de la circulation veineuse dans l'avant-bras.

Lorsqu'il s'agit d'un pouls de tension moyenne, avec pulsatilité artérielle modérée, chez des individus plutôt un peu maigres, le début des grandes oscillations est facilement repérable. A mesure que la pression augmente dans la manchette, l'aiguille monte en décrivant des oscillations de hauteur rapidement croissante ; puis brusquement, soudainement, l'aiguille décrit une première oscillation, puis d'autres qui diffèrent nettement des précédentes par leur amplitude plus élevée et un changement de rythme certainement très caractéristique. Alors que, dans les oscillations infra-minimales, l'aiguille était projetée vivement à chaque pulsation pour retomber immédiatement à son point de départ, cette même aiguille, dès la première grande oscillation, présente un départ plus brusque, suivi d'un mouvement plus uniforme et plus calme, un sommet moins aigu où elle semble stationner un certain temps, une descente peut-être plus lente. Cette modification du rythme oscillatoire, superposée à la variation d'amplitude concomitante, a été signalée par tous les auteurs ; elle est facilement appréciable à un œil attentif et un peu exercé et se trouve certainement d'un très grand secours dans la délimitation du début des grandes oscillations.

Ces deux caractères, variation d'amplitude et modification de rythme, sont souvent bien moins nets lorsqu'il s'agit d'un sujet à grande pulsatilité artérielle et à tension élevée (néphrite chronique, insuffisance aortique, hypertension). Dans ce cas, en effet, l'observateur est très troublé par la grandeur insolite des oscillations infra-minimales supérieures, et *a toujours de la tendance à placer trop bas le chiffre de la pression diastolique.* L'erreur est d'autant plus facile que ces oscillations infra-minimales supérieures augmentent souvent assez rapidement d'amplitude vers leur quart supérieur, comme l'a fait remarquer Strasburger, car la paroi artérielle presque complètement détendue présente des oscillations proportionnellement beaucoup

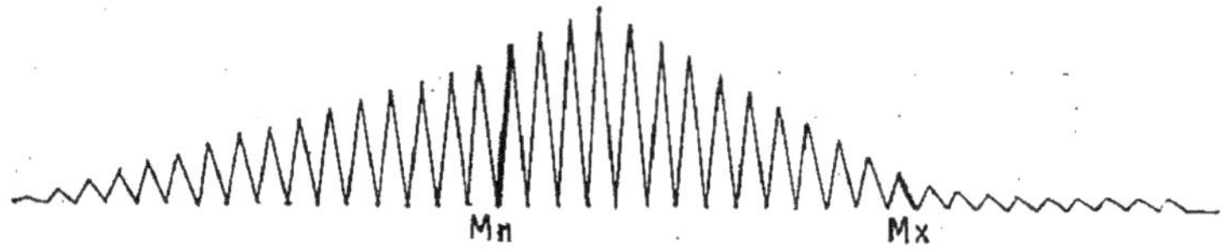

Fig. 35. — *Courbe oscillatoire dans un cas de pouls assez tendu et bondissant.* Par suite de l'augmentation assez brusque des valeurs de dilatation, l'observateur est exposé à placer trop bas le niveau de la pression diastolique et à prendre pour les grandes oscillations le groupe des oscillations infra-minimales supérieures, d'autant que le début véritable des grandes oscillations est marqué davantage par une modification du rythme que par une variation brusque d'amplitude.

plus amples, pour une même élévation de la pression intérieure. De plus, ces oscillations infra-minimales supérieures déjà très élevées ne montrent souvent pas, au moment de leur transformation en grandes oscillations, une variation d'amplitude aussi frappante ; car, dans des artères à tension élevée et grande

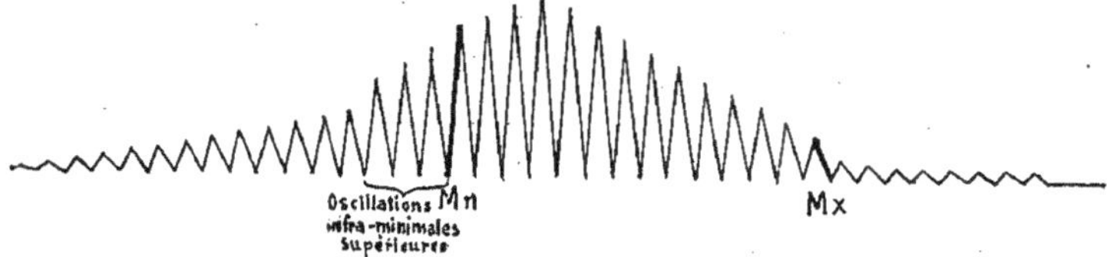

Fig. 36. — *Courbe oscillatoire dans un cas de pouls tendu et très bondissant.* L'absence de démarcation suffisamment nette du début et de la fin de la phase des grandes oscillations rend impossible la détermination de la pression sanguine, systolique ou diastolique, par la méthode oscillatoire.

pulsatilité, les valeurs de dilatation augmentant beaucoup alors que les valeurs de décollapsus restent stationnaires, on comprend que le supplément apporté à la dernière oscillation inframinimale par la première valeur de décollapsus soit proportionnellement bien moindre que dans d'autres circonstances. D'où la nécessité de répéter plusieurs fois l'épreuve, de suivre l'aiguille avec la plus grande attention, au besoin de prendre en même temps le pouls huméral ou radial, dont la première pulsation vibrante et bondissante coïncide si souvent, comme nous le verrons plus loin, avec la première grande oscillation, afin de s'orienter dans ces grandes oscillations et d'en préciser le début. Dans quelques cas aussi, l'aiguille du tonomètre présente, avec les premières grandes oscillations, un tremblement spécial dû à un ébranlement brusque qui peut être d'un certain secours.

Avec un pouls filiforme, de tension très faible, la détermina-

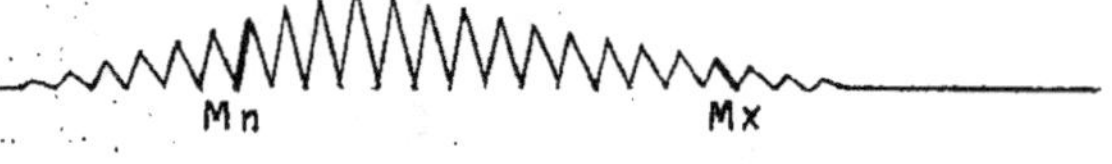

Fig. 37. — *Courbe oscillatoire dans un cas de pouls petit et de faible tension.* La délimitation de la phase des grandes oscillations est devenue impossible, par suite de la variation d'amplitude trop faible et trop progressive de ces grandes oscillations.

tion de la pression diastolique souffre encore quelque difficulté et, là aussi, on se trouvera souvent bien de faire tout d'abord monter l'aiguille du tonomètre assez rapidement, la première grande oscillation apparaissant souvent plus nettement de cette façon-là. Parfois aussi, la croissance des oscillations s'effectue d'une manière trop faible, et surtout trop progressive, pour permettre d'établir aucune démarcation nette, et la détermination de la pression diastolique oscillatoire devient impossible.

§ 2. — Manière de recueillir les oscillations de la paroi artérielle.

Deux méthodes sont en présence : l'une couramment employée qui consiste à recueillir par la *compression circulaire pneumatique,* et sur une certaine étendue, les oscillations pariétales de l'artère principale du membre sur lequel on opère ; l'autre, *méthode pléthysmographique,* qui se propose d'enregistrer le pouls total d'un segment de membre et d'étudier ses variations d'amplitude.

1° Compression circulaire pneumatique.

— Les appareils employés sont exactement les mêmes que pour la mensuration de la pression par l'étude des modifications de la circulation au-dessous de la compression. Qu'il s'agisse d'une manchette brachiale ou d'un bracelet antibrachial, le principe est le même : les mouvements oscillatoires de la paroi artérielle, dont l'amplitude varie suivant le degré de la tension de l'air insufflé dans la manchette, vont déterminer dans la masse aérienne, à chaque pulsation, des variations de tension parallèles qu'il sera facile de retransformer ultérieurement en oscillations sensibles. Signalons une modification du brassard proposée par Wybauw, consistant en une division de la chambre à air en deux étages circulaires d'inégales dimensions dont l'inférieur seul communique avec le tonomètre : cette disposition a pour effet d'éteindre les oscillations supra-maximales.

Ce qu'on peut faire sur l'humérale, la fémorale, les artères

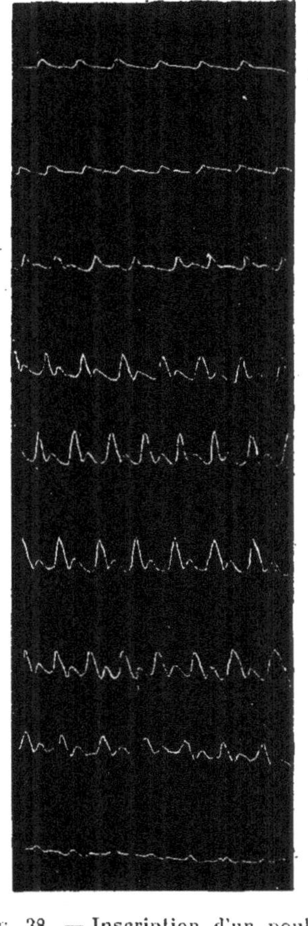

Fig. 38. — Inscription d'un pouls digital normal, sous des pressions différentes croissant de bas en haut, à l'aide du *pléthysmographe digital de Fleischer* (d'après Fleischer).

anti-brachiales, peut être essayé aussi sur les artères digitales à l'aide du doigtier de Gaertner ; et différents auteurs, Pal, Horner, Oliver, ont reconnu la possibilité de déterminer par la méthode oscillatoire, au moins dans certains cas, la pression systolique et diastolique dans ces fines artérioles.

Pratiquement, c'est presque toujours de la manchette brachiale de 12 centimètres dont on se sert. La conformation cylindrique du bras permet une compression régulière et facile, le diamètre et la superficialité de l'humérale rendent les oscillations particulièrement nettes; et enfin, dans toute mensuration, on a intérêt à se rapprocher le plus possible du cœur puisque, somme toute, c'est la pression intra-aortique que l'on désire connaître.

2° **Méthode pléthysmographique.** — C'est celle primitivement employée par Marey, puis par Mosso. L'appareil consiste en un

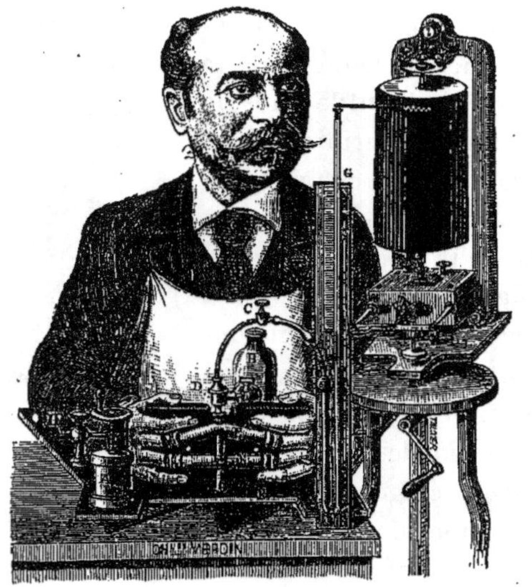

Fig. 39. — *Pléthysmographe de Mosso.*

manchon métallique rempli d'eau dans lequel s'introduit le

bras tout entier ou simplement la main, ou même seulement un ou plusieurs doigts recouverts d'une membrane de caoutchouc comme dans le sphygmoscope de Marey. Les variations de pression de la masse d'eau peuvent s'obtenir aisément à l'aide d'un entonnoir dont on fait varier la hauteur, du jeu d'une seringue ou d'une simple vis de pression. Ces appareils ne sont guère utilisés en clinique. Cependant, Fleischer a proposé l'emploi d'un *pléthysmographe digital* consistant essentiellement en un réservoir de mercure dans lequel s'introduit le doigt coiffé d'une mince membrane de caoutchouc; à l'aide d'une vis de pression, il est aisé de donner au mercure du réservoir la tension que l'on désire, et le mercure, en s'élevant dans un tube vertical, donne à la fois la hauteur de la pression et l'amplitude des oscillations. Récemment enfin, Ch.-E. François-Franck a insisté sur le parti que l'on pouvait tirer de la pléthysmographie digitale dans l'appréciation des variations des réactions vaso-motrices périphériques.

§ 3. — Manière d'apprécier les oscillations de la paroi artérielle.

Nous avons vu plus haut comment se comportait le segment artériel emprisonné sous le manchon pneumatique, et de quelle façon variait l'amplitude des oscillations de la paroi vasculaire suivant la pression régnant dans la manchette. Au point de vue pratique, ce qu'il importe de fixer, ce sont *les limites extrêmes de l'échelle de pression dans l'intervalle desquelles vont se produire les mouvements alternatifs de collapsus et de décollapsus artériel.* En effet, lors d'une pression ascendante dans la manchette, le premier collapsus artériel indique que la pression diastolique a été surmontée, et lors d'une pression descendante, le premier décollapsus artériel montre que la tension de l'ondée systolique a été assez forte pour vaincre la pression extérieure et décoller les parois du vaisseau.

Le moyen le plus simple pour fixer les limites extrêmes de ce collapsus ou décollapsus artériel est certainement d'apprécier, sur une courbe reflétant les oscillations de la paroi vasculaire, la zone des grandes oscillations, puisque cette zone, nous l'avons vu plus haut, coïncide exactement avec les mouvements d'affaissement et de décollement de l'artère : c'est la *méthode oscillatoire*. A côté de cette méthode, nous verrons qu'il existe d'autres procédés que l'on pourrait appeler les dérivés ou les *équivalents de la méthode oscillatoire* qui, d'une façon indirecte, peuvent aussi nous renseigner sur le moment d'apparition du collapsus et du décollapsus artériel.

1° **Méthode oscillatoire.** — Il existe deux moyens d'analyser les courbes oscillatoires : la perception visuelle simple et l'enregistrement graphique.

a. *Perception visuelle.* — C'est le procédé le plus simple et le plus rapide. La manchette brachiale est mise en communication avec un manomètre métallique ou un manomètre à mercure (1). Le mouvement de l'aiguille, l'ascension de la colonne de mercure, indiquent à chaque moment la pression à laquelle se trouve soumise l'artère et il est facile à l'œil de suivre attentivement les oscillations décrites par l'aiguille ou le niveau de la colonne mercurielle, afin dé délimiter la zone des grandes oscillations. Nous avons assez insisté sur ce point plus haut pour n'avoir plus à y revenir maintenant. Disons cependant que les manomètres métalliques sont d'un emploi beaucoup plus commode, l'inertie de la colonne mercurielle rendant beaucoup plus malaisée l'appréciation de l'amplitude et du rythme des oscillations. Tous les

(1) Cette communication est le plus souvent directe. Dans quelques appareils cependant (Wybauw, Uskow), la manchette, au lieu d'être mise en communication directe avec le manomètre, aboutit à un mince ballon de caoutchouc contenu dans une ampoule de verre ; et ce sont les variations de pression dans l'air intérieur de cette ampoule qui impressionnent le manomètre.

manomètres métalliques, pourvu qu'ils soient suffisamment sensibles, peuvent être utilisés. En Allemagne, le manomètre le plus répandu est le tonomètre de Recklinghausen ; nous l'employons couramment, car la sensibilité de l'instrument et l'amplitude des mouvements de l'aiguille rendent particulièrement facile la lecture des courbes oscillatoires. Mais des manomètres plus portatifs peuvent certainement rendre les mêmes

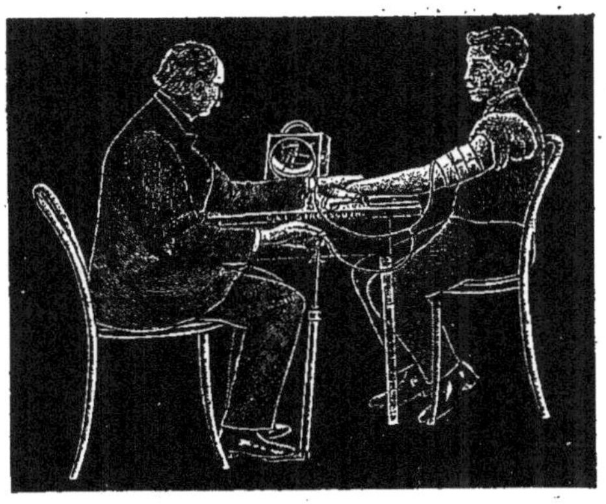

Fig. 40. — *Appareil de von Recklinghausen pour la mesure de la pression sanguine par la méthode oscillatoire*: manchette large, pompe à insufflation et tonomètre métallique.

services. Par des essais nombreux, nous avons même pu nous convaincre qu'avec un peu d'habitude le petit manomètre de l'appareil de Potain était lui-même suffisant dans bien des cas pour permettre de délimiter la zone des grandes oscillations.

Qu'on se serve du manomètre à mercure ou du manomètre métallique, il est à remarquer que, dans les deux cas, c'est le même instrument qui donne à la fois la mesure de la pression de l'air contenu dans le manchon et des variations de pression occasionnées par les oscillations de la paroi artérielle. C'est une disposition qui, théoriquement, n'est pas parfaite, car il est bien certain que, pour une oscillation donnée de la paroi artérielle,

la sensibilité du manomètre varie suivant le degré de distension
de la membrane métallique : ou la hauteur de la colonne mercurielle à soulever. Il y aurait donc, semble-t-il, avantage à ce
que la pression de la manchette soit indiquée par un manomètre, et les oscillations artérielles par un autre manomètre dont
la pression initiale serait toujours la même, et qui par conséquent pourrait permettre une appréciation et une comparaison
exacte de l'amplitude de ces oscillations.

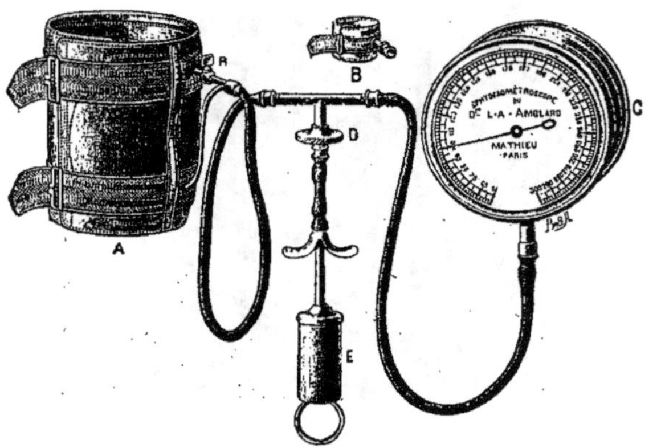

Fig. 41. — *Sphygmométroscope d'Amblard.* La manchette brachiale présente un
compartiment supérieur destiné à supprimer les oscillations supra-maximales.

C'est ce dispositif qui a été réalisé d'une façon aussi ingénieuse
qu'élégante par le professeur Pal, de Vienne, dans son *sphygmoscope.* Dans cet appareil, la pression de la manchette est
donnée par un manomètre à mercure ; les variations de cette
pression sont indiquées par les oscillations d'un petit index
capillaire d'alcool ou de pétrole coloré, flottant dans un tube fin
de 15 centimètres de longueur environ. Par suite des dispositions de l'instrument, ce petit index figure en quelque sorte une
membrane absolument détendue, parfaitement mobile, supportant la même pression sur chacune de ses faces : un jeu de
robinets permet de mettre en communication une des faces de

cet index capillaire avec l'air de la manchette toutes les fois qu'on le veut et de rétablir entre chaque essai la même pression sur les deux côtés du cylindre. La démonstration de cet appareil a été faite très obligeamment devant nous par le professeur Pal, et depuis nous l'avons expérimenté très souvent et comparativement avec d'autres instruments dans notre service

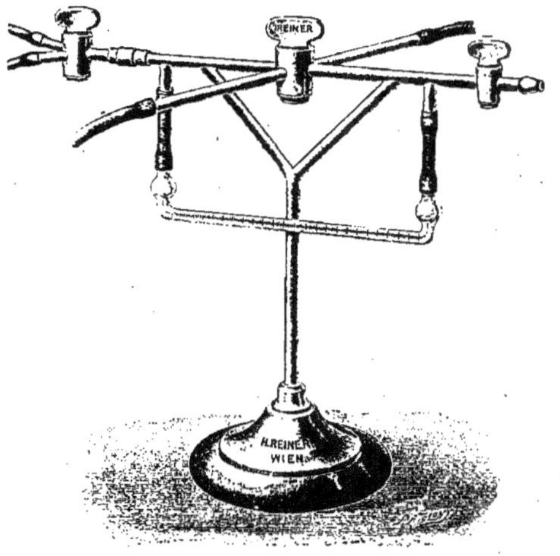

Fig. 42. — *Sphygmoscope de Pal.* Les mouvements de l'index coloré situé dans le tube de verre horizontal rendent très nettement visibles les oscillations de pression dans la manchette brachiale.

hospitalier. Il est certain qu'il s'agit là d'un appareil remarquablement sensible. Chez certains malades, les grandes oscillations atteignent une amplitude de 10 à 12 centimètres. Mais la manœuvre, bien que simple, est un peu longue et, à vrai dire, la délimitation de la zone des grandes oscillations, et surtout sa démarcation nette d'avec les grandes infra-minimales supérieures, ne nous a pas paru plus facile qu'avec les manomètres métalliques ordinaires et notamment le tonomètre de Recklinghausen (1). Dans les cas difficiles, c'est encore en sui-

(1) D'après Pal et son élève Horner, le sphygmoscope donnerait des chiffres légèrement plus extrêmes que le tonomètre de Recklinghau-

vant attentivement l'aiguille du tonomètre dans son mouvement d'ascension que l'on perçoit le plus nettement le départ plus brusque de l'aiguille et l'augmentation d'amplitude, souvent très légère, qui marquent le début des grandes oscillations.

Une disposition analogue a été réalisée plus récemment et également d'une façon très ingénieuse par Pachon dans son

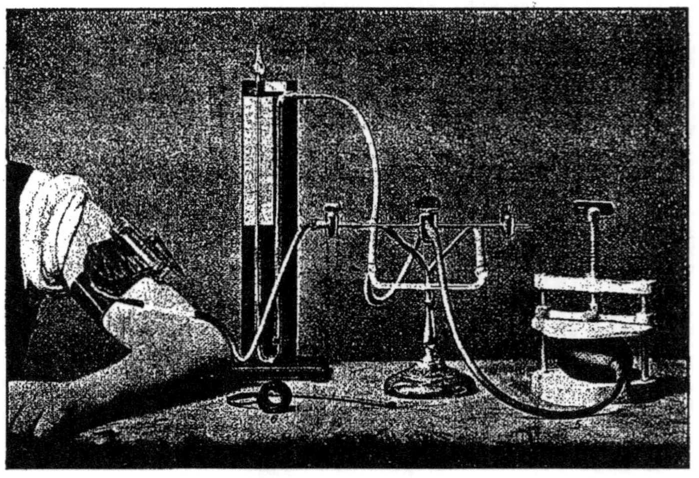

FIG. 43. — *Mesure de la pression sanguine systolique et diastolique, par la méthode oscillatoire, à l'aide du sphygmoscope de Pal* : 1, manchette brachiale ; 2, manomètre à Hg ; 3, sphygmoscope ; 4, 5, compresseur mécanique et ballon de caoutchouc ; 6, doigtier de Gaertner interchangeable avec la manchette.

Oscillomètre sphygmométrique à grande sensibilité et à sensibilité constante. Un manomètre métallique ordinaire donne la hauteur de la pression ; la grandeur des oscillations est indiquée par une capsule manométrique très mince et très sensible que

sen : 2 à 4 millimètres Hg plus haut pour la pression systolique et plus bas pour la pression diastolique. Sa sensibilité permettrait, chez de nombreux malades, de fixer la pression systolique et diastolique oscillatoire des artères collatérales des doigts à l'aide de l'anneau de Gaertner.

l'on peut mettre en communication quand on le veut, à l'aide

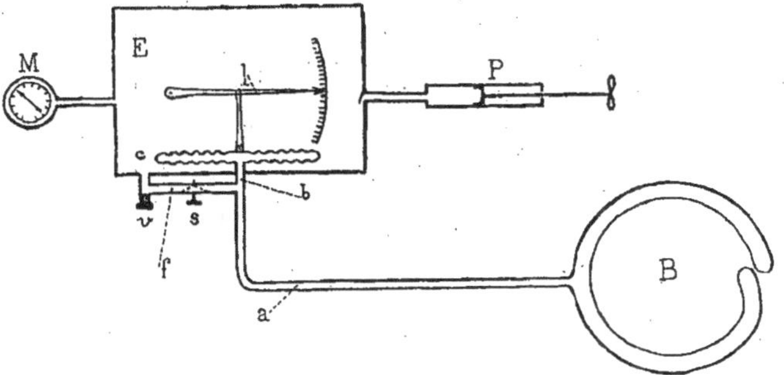

Fig. 44. — *Oscillomètre sphygmométrique de Pachon.*

d'un petit séparateur, avec l'intérieur du brassard. Mais le point important est que cette capsule manométrique plonge elle-même

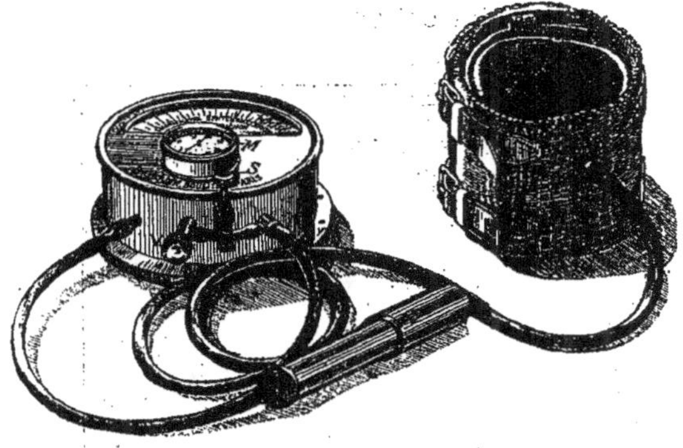

Fig. 45. — *Schéma de l'oscillomètre sphygmométrique de Pachon.* Le manomètre M indique la pression de l'air insufflé dans le brassard B ; la capsule manométrique c, qui plonge dans un réservoir E rempli d'air à la pression de la manchette et que le bouton *s* permet de mettre en communication seulement avec cette manchette, enregistre par les mouvements de l'aiguille les oscillations de la pression dans le brassard et par conséquent les oscillations de la paroi artérielle.

dans un réservoir d'air constamment à la pression de la manchette. On obtient donc ainsi, par suite de l'absence de tension des parois de la capsule, un indicateur des pulsations d'une grande sensibilité et surtout d'une sensibilité constante. Nous n'avons pu expérimenter cet appareil ; s'il est peu probable que

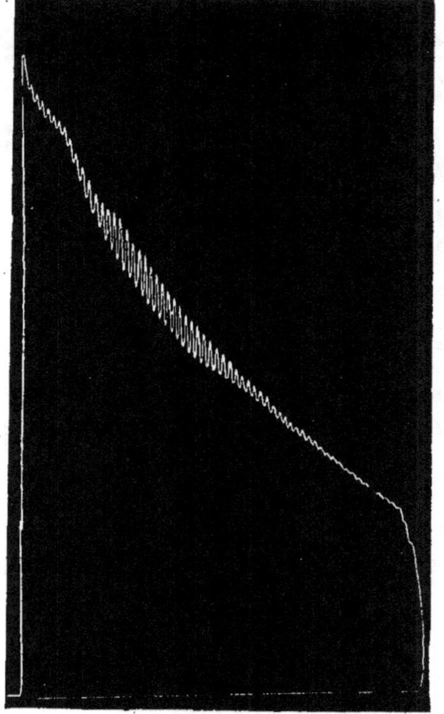

Fig. 46. — *Tracé obtenu à l'aide du sphygmomanomètre de G.-A. Gibson chez un sujet sain.* La ligne horizontale inférieure indique le 0° du manomètre ; le tracé supérieur obliquement descendant montre les oscillations inscrites par la colonne de Hg. Pour avoir les valeurs exactes de la pression systolique et de la pression diastolique, indiquées par le début et la fin des grandes oscillations, il est nécessaire de doubler les hauteurs au-dessus de la ligne O, le manomètre ayant la forme en U.

sa sensibilité puisse égaler celle du sphygmoscope de Pal, son maniement semble cependant plus commode. Mais nous nous demandons si, dans les cas difficiles, l'augmentation parfois si légère d'amplitude et le brusque changement de rythme qui

marquent le début des grandes oscillations ne restent pas plus
aisément appréciables, par la succession rapide des secousses
qui accidentent l'ascension de l'aiguille du manomètre, que par

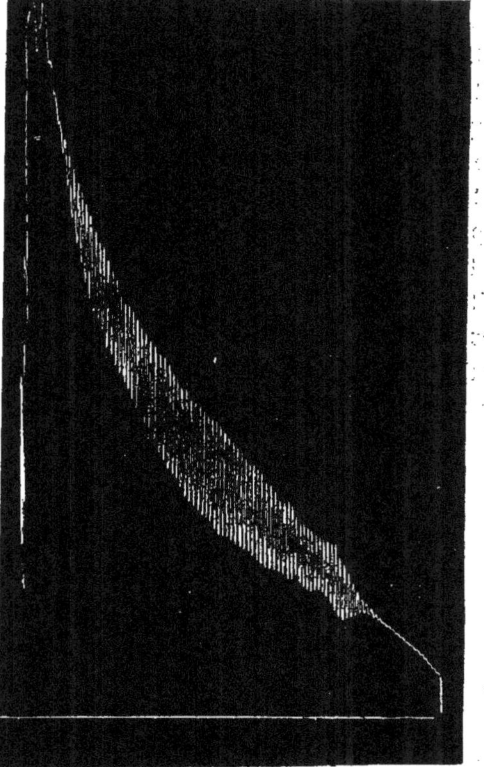

Fig. 47. — *Tracé obtenu avec le même appareil, chez un sujet atteint d'insuffisance
aortique.* Pression systolique, 140; pression diastolique très basse à 58.

les oscillations, plus fidèles peut-être, mais plus discontinues
et partant plus malaisément superposables, de l'oscillomètre de
Pachon comme de l'index capillaire de Pal.

b. *Enregistrement graphique.*— L'inscription des oscillations
peut se faire directement en utilisant le mouvement de la

colonne de mercure. Il suffit alors d'un léger flotteur avec aiguille en aluminium (appareil de G.-A. Gibson), et la courbe qui s'inscrit sur le cylindre enfumé indique à la fois la hauteur de la pression et l'amplitude des oscillations.

De nombreux autres appareils reposent sur la transmission des oscillations de la manchette à une ampoule de Marey ou à un dispositif analogue (tonographe de Recklinghausen, sphyg-motonographe d'Uskoff, de Wybauw, etc.). L'inscription de la pression se fait alors simultanément au-dessus de la courbe des oscillations, à l'aide de procédés variés.

On comprend quels peuvent être les avantages, mais aussi les difficultés pratiques, de cette méthode graphique appliquée à la délimitation de la zone des grandes oscillations. L'amplitude des oscillations est certainement plus fidèlement enregistrée, mais l'on peut se demander si les variations du rythme, qui sont cependant d'un secours si précieux en pratique, le sont d'une façon aussi nette.

2° Équivalents de la méthode oscillatoire. — Les oscillations de la paroi artérielle, lors des alternatives de collapsus et de décollapsus, sont assez brusques et assez étendues pour qu'elles puissent se révéler par d'autres phénomènes que par les variations de tension imprimées à l'air de la manchette brachiale. Parmi ceux-ci, nous pouvons signaler les *sensations subjectives* éprouvées par le sujet, les *bruits perçus* à l'auscultation de l'humérale ; enfin, *une vibrance toute spéciale du pouls* au-dessous de la manchette.

A. MÉTHODE BASÉE SUR LES SENSATIONS SUBJECTIVES DU SUJET. Marey, — parlant des sensations du doigt emprisonné dans son sphygmoscope, écrivait : « Pendant les phases où les oscillations manométriques ont une grande amplitude, le patient a conscience des pulsations de ses artères ; il les perçoit, sauf la douleur, comme dans un doigt atteint de panaris, tandis que s'il n'y a pas de pression exercée sur le doigt, il n'éprouve rien. »

Il est bien probable que les sensations éprouvées par le sujet au niveau du point comprimé sont occasionnées par la série des décollapsus artériels se produisant à chaque pulsation ; aussi n'est-il pas étonnant que l'on ait essayé de les utiliser pour délimiter la zone des grandes oscillations. Dans cette méthode (sensatorische Blutdruckmessung), on admet que les premiers battements perçus par le sujet sous la manchette, lors de la baisse de la pression, indiquent la tension systolique et que la disparition de ces battements marque la pression diastolique. Erlanger, comparant cette méthode à la méthode oscillatoire, a trouvé à peu près exactement les mêmes chiffres, Recklinghausen des chiffres souvent superposables, au moins pour la pression systolique ;quant à la pression diastolique, son appréciation de cette façon est beaucoup plus difficile, les chiffres obtenus étant tantôt plus élevés, tantôt inférieurs (1).

Malgré son approximation assez grande, cette méthode a les inconvénients de toutes les méthodes subjectives, les renseignements donnés dépendant de l'intelligence et de la sensibilité du malade, sans compter la difficulté réelle de séparer les battements se produisant au niveau du bord supérieur du manchon, de ceux naissant vraiment sous le brassard.

On peut rapprocher de cette méthode le procédé si simple conseillé par Frey pour fixer la tension sanguine maxima. On plonge le bras dans une cuve de mercure à la température du corps, et l'on mesure avec un ruban métrique la distance de la surface du mercure au point où les battements artériels disparaissent complètement. Cette hauteur fixe la pression systolique. Max Neu, comparant cette méthode avec les résultats obtenus par le tonomètre de Gaertner, aurait trouvé, chez 22 malades, des chiffres absolument concordants dans 8 cas et présen-

(1) Lorsqu'on fait la même épreuve avec le doigtier de Gaertner, on se rend compte, comme nous l'avons dit plus haut, que la pression à laquelle le sujet ressent des pulsations sous l'anneau est toujours supérieure de 5 à 10 millimètres Hg à celle où se manifeste la rougeur du doigt.

tant, dans les 14 autres cas, un écart maximum de 1 centimètre et demi en plus ou en moins.

B. Méthode basée sur l'auscultation au niveau ou au-dessous du manchon. — Il n'est pas douteux pour nous que cette *méthode auscultatoire* (auscultatorische Blutdruckmessung, Tonmethode), découverte en 1905 par Korotkow, étudiée depuis par Krylow, par Janowsky et ses élèves W. Ettinger et von Westenrijk, par Fellner, Fischer, et plus récemment par Schrumpf et Zabel, Winterhalder, ne soit qu'une dépendance de la méthode générale oscillatoire que nous étudions ici. Il est bien certain, en effet, que les alternatives de collapsus et de décollapsus du segment de l'artère humérale compris sous le brassard doivent s'accompagner de phénomènes acoustiques perceptibles à l'oreille ; et nous pensons, avec Fellner, Fischer, Schrumpf et Zabel, que les tons artériels perçus au niveau de l'humérale ne sont autre chose que des bruits vibratoires produits par les oscillations brusques de la paroi artérielle sous l'influence de la pénétration de l'ondée sanguine.

On peut ausculter directement sur la partie inférieure de la manchette; mais la plupart des auteurs recommandent de faire porter l'auscultation directement sur l'humérale, soit immédiatement au-dessous du brassard, soit au pli du coude, et de se servir du phonendoscope de préférence au stéthoscope.

D'après Krylow, Ettinger, Fischer, Winterhalder, si l'on ausculte pendant que la pression, d'abord élevée, baisse lentement et progressivement dans le manchon, on voit se succéder les phénomènes acoustiques suivants, que l'on peut diviser en quatre phases :

1° Légers tons artériels ;

2° Très légers souffles, pas absolument constants du reste ;

3° Tons artériels très nets, dont l'intensité rapidement croissante suit absolument la progression des oscillations de l'aiguille du tonomètre, et qui, après avoir atteint leur maximum, diminuent rapidement et assez brusquement ;

4° Bruits tout à fait légers et disparaissant très rapidement.

Les deux points importants à saisir sont : 1° l'apparition *des premiers tons artériels,* qui indiquerait la première pénétration du sang sous la manchette, et par conséquent la pression systolique ; 2° le *moment où les tons artériels très nets de la troisième phase diminuent rapidement d'intensité,* pour se transformer en ceux de la quatrième phase, moment qui fixerait la pression diastolique. Comme cause d'erreur, il faut éviter la stase veineuse du bras que pourrait donner une compression trop prolongée, et aussi de placer la manchette brachiale trop

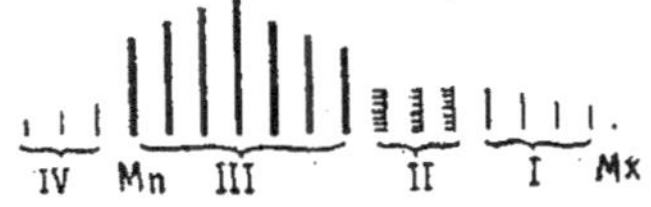

Fig. 48. — *Figure schématique représentant la succession des bruits perçus à l'auscultation de l'humérale au-dessous de la manchette, à l'aide d'un phonendoscope* : I, tons artériels très légers ; II, très légers souffles ; III, tons artériels très marqués ; IV, bruits très faibles.

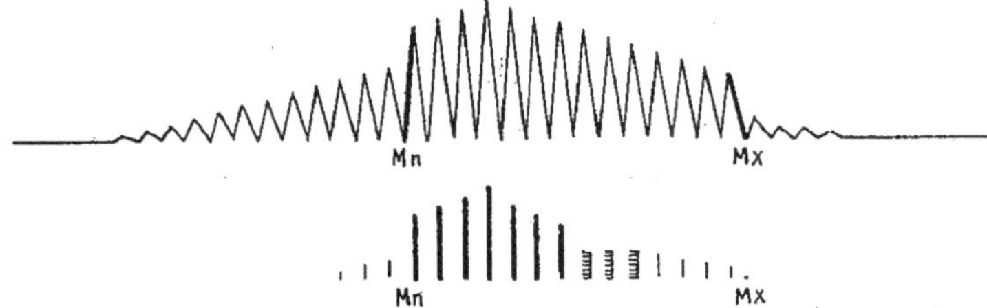

Fig. 49. — *Superposition d'une courbe oscillatoire et des bruits perçus à l'auscultation de l'humérale.* Si l'on fait tomber progressivement la pression dans la manchette (en lisant par conséquent le tracé de droite à gauche), on remarque que le début des tons artériels légers indique la pression systolique et que la terminaison brusque des tons artériels violents coïncide avec la première grande oscillation et marque la pression diastolique.

bas, ce qui rendrait l'auscultation plus difficile. De plus les premiers tons artériels étant souvent très faibles et les souffles qui les suivent n'étant pas absolument constants, il faut avoir garde de prendre la troisième phase pour la première et de placer trop bas la pression systolique.

Quels sont les résultats fournis par cette méthode d'exploration ? — La détermination de la *pression systolique* par la méthode auscultatoire donne un chiffre d'ordinaire intermédiaire entre ceux fournis par la palpation simple de la radiale par le procédé de Riva-Rocci et par les oscillations du tonomètre. Ce chiffre est *plus élevé que celui donné par la méthode de Riva-Rocci.* Cela ressort des mensurations comparatives de W. Ettinger, Fellner, Schrumpf et Zabel. Plus récemment, un élève d'Otfried Müller, Winterhalder, sur 400 mensurations comparatives, l'a trouvé 395 fois plus élevé (en moyenne 5 millimètres Hg) et 3 fois seulement égal. Il est au contraire toujours *légèrement inférieur à celui donné par les oscillations du tonomètre*, comme le prouvent les constatations des mêmes auteurs, et l'écart, d'après Winterhalder, serait en moyenne également de 5 millimètres Hg. — Quant au chiffre de *pression diastolique* indiqué par cette même méthode, il est tantôt plus élevé, tantôt plus bas que celui fourni par les oscillations du tonomètre (Fellner, Schrumpf et Zabel). D'après la statistique très précise de Winterhalder, il serait inférieur, en moyenne de 5 millimètres Hg, dans 319 cas, plus élevé dans 32 cas, égal dans 8 cas (sur 400 cas) ; dans les 41 cas restants, le chiffre de pression diastolique était impossible à fixer par la méthode auscultatoire.

D'après ce que nous avons pu voir chez d'assez nombreux malades, la méthode auscultatoire nous a paru surtout précieuse pour la détermination de la pression diastolique. Lorsqu'on ausculte l'humérale au-dessous de la manchette, à l'aide d'un phonendoscope, on est frappé de la netteté des tons artériels de la troisième phase, qui donnent parfois l'impression d'une chiquenaude sur un tambourin, alors que ceux de la première phase sont souvent très difficilement perceptibles. Leur disparition, ou mieux leur diminution brusque, est très facile à noter exactement et permet très souvent de fixer plus aisément le chiffre de pression diastolique que le début parfois trop peu net des grandes oscillations. Lorsque ce début des grandes oscillations est très nettement appréciable, nous avons pu constater, comme Winterhalder, que la cessation des tons artériels avait de la tendance à se faire à quelques millimètres (4 à 5) au-dessous du niveau de la première grande oscillation.

C. MÉTHODE BASÉE SUR L'APPARITION D'UNE VIBRANCE SPÉ-CIALE DU POULS. — Bien que cette méthode ait été proposée tout récemment pour la détermination de la pression diastolique et comme il s'agit là, croyons-nous, d'une méthode d'une réelle valeur destinée à rendre de très grands services et à être utilisée couramment, nous insisterons un peu longuement sur le principe sur lequel elle repose, les conditions de son emploi et sa valeur comparative.

La constatation du phénomène remonte à quelques années. Dès ses premiers travaux, Strasburger (bien que donnant, comme nous l'avons vu plus haut, un procédé tout différent pour l'appréciation de la tension diastolique) avait parfaitement remarqué que si l'on palpe attentivement un pouls radial un peu bondissant, en même temps que l'on insuffle lentement de l'air dans la manchette brachiale, il arrive un moment où les pulsations, avant de diminuer d'amplitude, deviennent plus fortes, plus vibrantes (klopfend). Le phénomène, comme le fait remarquer Strasburger, se perçoit particulièrement bien chez les malades atteints d'insuffisance aortique ou de néphrite chronique, mais avec un peu d'attention on peut le constater aussi dans de nombreux autres cas. Après lui, Gumprecht et bien d'autres auteurs firent la même constatation, mais sans attacher grande importance à cette modification du pouls ; ce n'est que tout récemment qu'Ehret (1909) attira de nouveau l'attention sur ce phénomène et proposa de le faire servir à la détermination de la pression diastolique.

Comme nous avons pu nous en convaincre par des observations faites chez de très nombreux malades, cette modification du pouls est un *phénomène d'une extrême netteté et d'une perception vraiment très facile*. Déjà évidente lorsqu'on palpe un pouls radial un peu bondissant, elle devient beaucoup plus facilement appréciable si, comme le conseille Ehret, on fait porter l'exploration directement sur l'humérale ; car l'origine de cette modification se trouvant, comme nous le verrons plus loin, dans les alternatives de collapsus et de décollapsus artériel du segment huméral emprisonné sous la manchette, on a tout intérêt à se rapprocher le plus possible du bord inférieur de cette manchette. La main étant appliquée sur l'extrémité inférieure du bras, les doigts légèrement recourbés vont sur le bord interne à la recherche de l'humérale et s'efforcent de pincer directement le vaisseau contre l'humérus, afin d'apprécier plus exactement les caractères de ses battements, tandis qu'on fait monter lentement la pression dans la manchette brachiale. Les pulsations, très nettes, deviennent peu à peu un peu plus fortes, puis brusquement survient une pulsation bondissante, cinglante, vibrante, brutale, qui percute les doigts explorateurs à la manière d'une chiquenaude vive et brusque. Il suffit d'avoir perçu le phénomène une seule fois pour ne pas le méconnaître. Lorsque l'embonpoint du sujet ne permet pas d'explorer directement l'artère en l'écrasant contre le plan osseux, le doigt placé sur le vaisseau perçoit cependant, comme le fait remarquer Ehret, un ébranlement non moins caractéristique.

Cette modification du pouls ne porte pas sur une seule pulsation, mais bien sur *un groupe de pulsations* à vibrance d'abord croissante, puis décroissante, dont le nombre varie avec l'élévation de la pression sanguine et surtout avec la hauteur de la tension du pouls, c'est-à-dire avec l'écart entre la tension systolique et diastolique. Plus cette tension du pouls est élevée, plus le nombre de pulsations cinglantes et bondissantes a de la tendance à augmenter, si l'on admet bien entendu une même vitesse d'ascension de la pression dans la manchette et une même rapidité du pouls. Chez les hypotendus, les bacillaires, dont la pression du pouls n'excède souvent pas 25 à 30 millimètres Hg, on peut n'avoir qu'une ou deux pulsations vibrantes alors qu'il en existe parfois 6, 7, 8 ou même davantage chez les brightiques avec pression du pouls de 80 à 100 millimètres.

La netteté du phénomène, même avec une égale facilité d'exploration de l'humérale, est assez variable suivant les cas. D'une façon générale, la vibrance est plus facile à percevoir avec un pouls tendu qu'avec un pouls peu tendu, cependant sa netteté de perception paraît dépendre encore plus des qualités du pouls que de sa tension ; avec un pouls à tension systolique de 80 à 90 millimètres, mais un peu bondissant, la vibrance est souvent plus nette qu'avec un pouls très tendu, mais filiforme. Lorsque le pouls est à la fois peu tendu et peu bondissant, cette vibrance peut devenir absolument inappréciable ou être remplacée simplement par le caractère un peu plus appuyé d'une ou deux pulsations. Lorsqu'au contraire le pouls est très bondissant par lui-même, comme dans l'insuffisance aortique, on a parfois une certaine difficulté à délimiter le début exact de la vibrance, car les pulsations qui précèdent prennent déjà un caractère plus accusé, plus cinglant, et le phénomène n'apparaît pas avec une démarcation aussi nette que dans les cas moyens. La délimitation exacte de ces pulsations vibrantes d'avec les pulsations ordinaires se fait très facilement en faisant monter lentement la pression dans la manchette, mais elle se fait aussi fort bien en laissant tomber cette pression, quoique parfois avec moins de netteté ; nous avons remarqué que, dans ce dernier cas, la cessation des pulsations vibrantes se fait en général à un niveau inférieur de 2 à 4 millimètres Hg à celui qui marquait leur établissement.

Si maintenant, l'œil sur l'aiguille du tonomètre, le doigt sur l'humérale, nous examinons le *mode de superposition des pulsations vibrantes sur la courbe oscillatoire*, nous constatons immédiatement deux faits de la plus grande netteté et, pour le premier au moins, de la plus grande importance : 1° la première pulsation vibrante coïncide avec la première grande oscillation ; 2° le groupe de pulsations vibrantes se superpose assez exactement à ce groupe des plus grandes oscillations, d'amplitude d'abord croissante, puis décroissante, qui marque le début de la phase des grandes oscillations. On comprend dès lors qu'Ehret ait proposé de prendre cette première pulsation vibrante comme point de repère pour la détermination de la pression diastolique.

Étant donnée l'importance de ce point et afin de voir dans quelle mesure la perception de la première vibrance du pouls était susceptible d'aider ou même de suppléer à la perception de la première grande oscillation, nous avons examiné très attentivement chez plus de 50 malades, hommes et femmes, les rapports exacts unissant ces deux phénomènes et nous sommes arrivés aux conclusions suivantes :

1° Le plus ordinairement, dans près de 70 p. 100 des cas, on constate une *coïncidence parfaite entre la première vibrance*

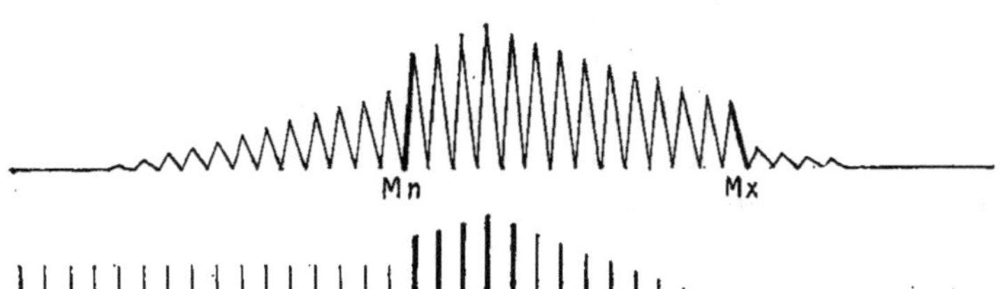

Fig. 50. — *Superposition d'une courbe oscillatoire et de la série de sensations éprouvées par le doigt à la palpation attentive de l'humérale, au-dessous de la manchette.* On voit, en lisant le tracé de gauche à droite, que lors d'une compression progressive de l'air dans la manchette, les pulsations humérales restent inaltérées au-dessous de la pression diastolique, qu'elles acquièrent brusquement une vibrance particulière au moment où se manifeste la première grande oscillation qui marque la pression diastolique, qu'elles vont enfin en diminuant et disparaissent complètement à l'instant où la pression systolique est légèrement surpassée.

du pouls huméral et la première grande oscillation ; cela surtout dans les pouls de tension moyenne ou élevée et moyennement bondissants. Cependant, si l'on apprécie non l'apparition mais la disparition de la vibrance, le chiffre de cette disparition se trouve d'ordinaire un peu au-dessous (2 à 4 millimètres Hg) de celui de la première grande oscillation ; même sous-estimation se produit, on s'en souvient, dans la détermination de la pression diastolique par la méthode auscultatoire.

La recherche parallèle de la vibrance du pouls et de la première grande oscillation est d'une extrême utilité et doit être faite presque systématiquement, par suite des difficultés que l'on a souvent à fixer le début exact de la phase des grandes oscillations. Très souvent, en effet, la vibrance du pouls se perçoit beaucoup plus facilement que le changement de rythme et d'amplitude qui marque la première grande oscillation et,

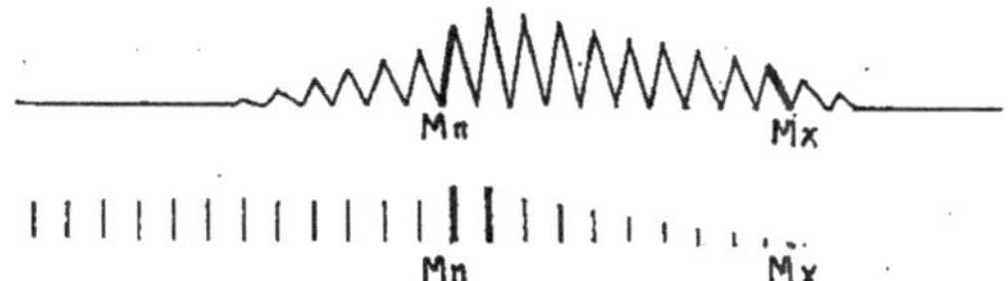

Fig. 51. — *Superposition d'une courbe oscillatoire et de la série de sensations perçues à la palpation de l'humérale, dans un cas de pouls faible et peu tendu.* La tension diastolique est annoncée simplement par deux pulsations un peu plus appuyées.

si l'on a le doigt sur l'humérale, on évite l'erreur si commune, si fréquente pour un observateur peu expérimenté, qui consiste à prendre pour les grandes oscillations le groupe des oscillations infra-minimales supérieures dont l'amplitude augmente parfois assez brusquement.

2° Lorsque la pression est forte et le pouls très bondissant, la

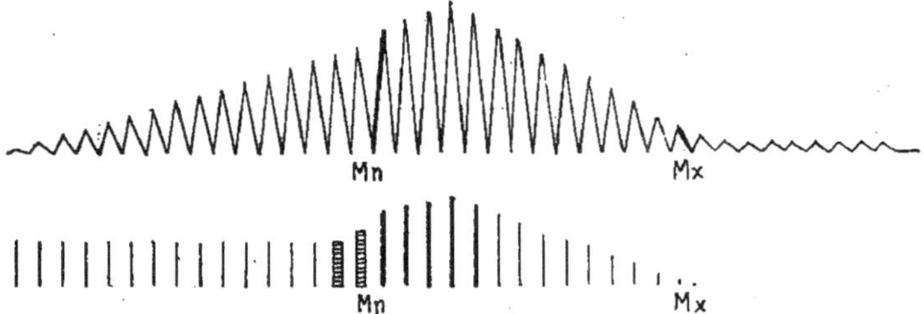

Fig. 52. — *Superposition d'une courbe oscillatoire et de la série de sensations perçues à la palpation de l'humérale, dans un cas de pouls très bondissant.* Les pulsations commencent à changer de caractère un peu au-dessous de la pression diastolique marquée par la première grande oscillation.

vibrance semble parfois débuter *un peu au-dessous de la pre-*

mière grande oscillation (5 à 15 millimètres Hg). Cela tient au caractère plus bondissant que prennent les pulsations avant de devenir véritablement vibrantes, et l'erreur peut être évitée.

3° Lorsque la pression est faible et le pouls petit, la vibrance véritable est perçue nettement *un peu au-dessus de la première grande oscillation* (5 à 15 millimètres Hg) et ce sont des pulsations seulement un peu plus fortes, un peu plus appuyées, ou même des pulsations d'apparence normale qui correspondent à la première ou aux deux premières grandes oscillations.

Comment expliquer le *mécanisme de production* de cette vibrance spéciale du pouls et, comment se fait-il qu'avec une compression progressive de l'humérale à l'aide d'un manchon pneumatique, l'amplitude des pulsations au-dessous de la compression semble augmenter très nettement au lieu de diminuer d'emblée. On a bien l'impression que c'est là un phénomène qui a un rapport étroit avec les alternatives de collapsus et de décollapsus artériel (ainsi que le prouve péremptoirement la coïncidence de la première vibrance avec la première grande oscillation), qui prend naissance très probablement dans la manchette, et qui est sous la dépendance intime des oscillations de la paroi artérielle ; et c'est pourquoi nous l'avons étudié à propos de la méthode oscillatoire et non avec les modifications périphériques du pouls au-dessous de la compression, où on aurait pu croire devoir le placer. Nous avons vu plus haut que les premiers affaissements diastoliques de l'artère devaient être extrêmement courts et sans doute incomplets, ne s'étendant peut-être pas à la totalité de l'artère et n'accolant sans doute pas complètement ses parois. Or, il est possible que ces tout premiers collapsus ne soient ni assez prolongés, ni assez accusés pour diminuer sensiblement la quantité de sang devant pénétrer dans l'humérale lors de l'ondée systolique suivante, mais assez cependant pour laisser l'artère humérale, au-dessous du manchon, se vider et se détendre plus qu'à l'ordinaire. Une ondée systolique, de volume à peine diminué, arrivant dans une artère humérale ainsi détendue donnera l'impression d'un pouls cinglant et bondissant, tout comme dans l'insuffisance aortique ou sa pathogénie est en somme la même (1). On peut encore se demander si un affaissement très momentané de la paroi artérielle ne pourrait pas déterminer dans le segment supérieur de l'artère, par un phénomène analogue au coup de bélier, un

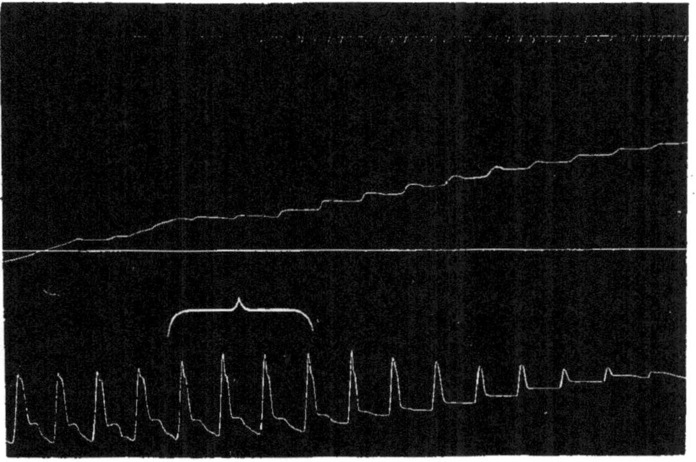

Fig. 53. — *Tracé recueilli à l'aide du sphygmotonographe de Jaquet.* La ligne supérieure, obliquement ascendante, enregistre la pression de la manchette. Sur le tracé du pouls, radial, on peut voir que les pulsations comprises sous l'accolade forment un groupe spécial caractérisé par une amplitude plus grande et un sommet un peu modifié (sommet plus aigu et abaissement du ressaut systolique). Ce groupe, qui se trouve compris entre les pulsations normales et les pulsations à amplitude diminuée et à ligne diastolique horizontale, correspond aux pulsations vibrantes perçues à la palpation de l'humérale.

excès de pression qui, ne coïncidant pas encore avec une diminution très sensible du débit, donnerait à la pulsation suivante une force et une amplitude inusitée. Comme le montrent les deux tracés ci-joints, cette modification des pulsations est par-

(1) C'est une explication analogue qu'a donnée Strasburger en invoquant non plus l'affaissement incomplet de l'artère, mais simplement son rétrécissement au moment où la pression de la manchette serait encore inférieure à la pression diastolique.

fois assez nettement appréciable sur des tracés sphygmographiques recueillis sur la radiale. Quelle que soit l'explication valable, il est certain qu'elle doit s'appliquer également à la genèse des tons artériels violents que nous avons signalés plus haut à propos de la méthode auscultatoire; tons artériels, pulsations vibrantes apparaissent en effet en même temps et sont

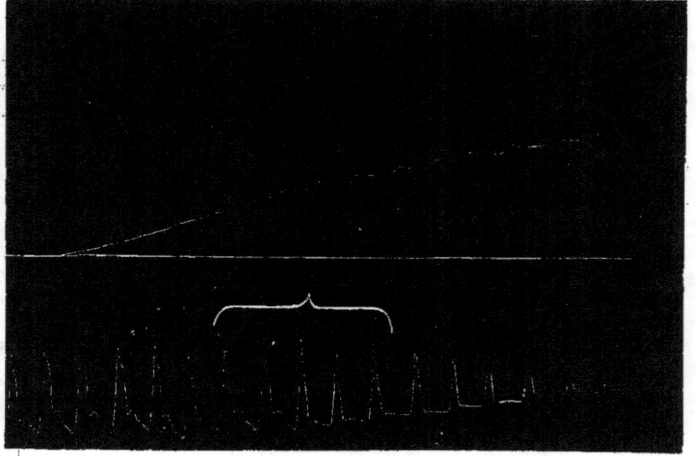

FIG. 54. — *Tracé recueilli, comme le précédent, à l'aide du sphygmotonographe de Jaquet.* Les modifications d'amplitude et de forme des pulsations correspondant à la vibrance spéciale du pouls et précédant la diminution véritable du pouls sont encore plus nettes. Ces modifications précèdent même le relèvement de la ligne diastolique qui ne se manifeste que sur les trois dernières des cinq pulsations comprises sous l'accolade.

certainement la traduction auditive et tactile d'un même et unique phénomène.

§ 4. — Critique des résultats fournis par la méthode oscillatoire et ses équivalents.

Nous ne pouvons ici, comme nous l'avons fait pour la méthode de mensuration de la pression sanguine par l'exploration de la circulation au-dessous de la compression, nous baser sur des vérifications expérimentales directes qui n'existent pas encore. Mais, du moins, en comparant les chiffres obtenus à l'aide de la méthode oscillatoire avec ceux de cette dernière méthode (qui, elle, a été vérifiée expérimentalement), il nous sera facile de prendre une idée de sa valeur dans la détermination de la pression systolique ou diastolique.

1° **Pression systolique.** — Tous les auteurs qui se sont occupés des résultats comparatifs fournis par la méthode de Riva-

Fig. 55. — *Tracé obtenu avec le sphygmotonographe de Jaquet.* Les légères oscillations inscrites sur la ligne de pression après la disparition du pouls radial et avant sa réapparition montrent bien la surestimation que donne la méthode oscillatoire dans la détermination de la pression systolique.

Rocci et la méthode oscillatoire sont absolument unanimes. *La méthode oscillatoire donne, dans la détermination de la pression systolique, des chiffres plus élevés que la méthode de Riva-Rocci.* Pour citer quelques chiffres, disons que Recklinghausen note un écart moyen en faveur de la méthode oscillatoire de 3 à 7 millimètres Hg, exceptionnellement de 0 à 1 centimètre et demi Hg; Hœppfner, un écart ordinaire de 2 à 4 et extrême de 7 à 12 millimètres Hg. D'après ce que nous avons pu voir, ces chiffres nous paraissent un peu faibles; et les constatations récentes de Winterhalder qui, sur 373 cas, a noté une surestimation moyenne de 1 centimètre Hg, nous semblent plus en rapport avec nos constatations personnelles. Ce qui est vrai de la méthode oscillatoire proprement dite, l'est aussi de ses équivalents et notamment de la méthode auscultatoire dont la surestimation, nous l'avons vu plus haut, est encore de 5 millimètres Hg au-dessus du chiffre du Riva-Rocci.

Cette surestimation de la méthode oscillatoire sur la méthode de Riva-Rocci, et à plus forte raison sur le chiffre réel de la pression sanguine, tient à certaines conditions défectueuses et notamment à l'interposition entre le milieu sanguin de l'artère et aérien de la manchette de tissus qui, comme le fait remarquer O. Müller, ne sont ni homogènes, ni inélastiques, ni incompressibles. Les erreurs sont surtout accusées chez les individus à pannicule adipeux très développé et augmente bien entendu si l'on se sert de manchettes trop étroites (Janeway). Rappelons qu'assez souvent, comme nous l'avons dit en étudiant les courbes oscillatoires, le chiffre oscillatoire de la pression systolique est difficile ou parfois même impossible à préciser à cause de la petitesse des oscillations et surtout de leur augmentation régulièrement progressive et non brusque. Sur 400 cas, Winterhalder a reconnu cette impossibilité 26 fois, soit dans 6 et demi p. 100 des cas.

La conclusion de ceci, c'est que, *pour ce qui a trait à la mesure de la pression systolique, la méthode oscillatoire est nettement inférieure à la méthode de Riva-Rocci*, d'application si rapide et si facile pour un observateur un peu exercé. Donnant des chiffres plus élevés que cette dernière méthode, elle donne des chiffres *trop élevés* puisque, comme on peut s'en souvenir, les vérifications expérimentales si précises d'Otfried Müller et Blauel ont démontré que la méthode de Riva-Rocci offrait elle-même une surestimation de 7 et demi p. 100, en moyenne, sur le chiffre véritable de la pression sanguine obtenue par voie sanglante. Il n'y aurait donc aucun avantage à la substituer elle ou ses équivalents à la méthode de Riva-Rocci, du moins en ce qui concerne la détermination de la pression systolique.

2° **Pression diastolique.** — C'est ici que la méthode oscillatoire prend nettement l'avantage sur la méthode ancienne basée sur l'exploration de la circulation périphérique au-dessous de la compression. Le principe sur lequel elle repose est absolument différent et certainement meilleur : au lieu d'épier péniblement à la périphérie, par la palpation simple du pouls (Strasburger) ou par la méthode graphique (Janeway, Masing, Sahli), la première diminution sensible des pulsations radiales lors d'une pression croissante dans la manchette brachiale, elle s'efforce simplement de surprendre et de noter le moment précis où s'effectue le premier collapsus artériel diastolique.

Deux faits sont certains. — C'est d'abord que *la méthode oscillatoire donne des chiffres constamment et nettement inférieurs à ceux fournis par la méthode précédente.* Tous les auteurs sont d'accord sur ce point, bien qu'ils ne publient pas de statistique précise à cet égard. D'après ce que nous avons vu, en prenant dans cinq cas comparativement la pression diastolique par la méthode graphique à l'aide du tonomètre de Jaquet et par la méthode oscillatoire, l'écart serait de 1 centimètre à 1 cm. 5 Hg, lors d'une pression moyenne, et pourrait atteindre 3 centimètres à 3 cm. 5 dans des cas d'hypertension. — C'est ensuite que ces chiffres, étant plus bas, sont certainement *beaucoup plus exacts* puisque, toujours d'après les constatations d'O. Müller et Blauel, la méthode basée sur la diminution du pouls donne des chiffres trop élevés de plus de 25 p. 100 sur la valeur réelle de la pression diastolique.

Quant à savoir si ces chiffres fournis par la méthode oscillatoire sont vraiment très exacts, on ne saurait le dire en l'absence de vérification expérimentale précise. Il n'est cependant pas irrationnel de le supposer, étant donné que la sous-estimation de la méthode oscillatoire par rapport à la méthode de la diminution du pouls est à peu près équivalente à la surestimation de cette dernière méthode sur la mensuration sanglante.

Un dernier point resterait à fixer : la valeur comparée, dans la détermination de la pression diastolique, de la méthode oscillatoire proprement dite et de ses équivalents. Laissons de côté la méthode basée sur les sensations du sujet comme trop subjective, et partant sujette à caution. Nous avons vu que la méthode auscultatoire donnait pour la pression diastolique des chiffres qui s'écartaient vraiment très peu de ceux fournis par la méthode oscillatoire (bien que le plus souvent inférieurs de 5 millimètres) ; d'autre part, le moment d'apparition de la vibrance du pouls huméral, si facile à constater, nous a semblé coïncider presque toujours exactement avec la première grande oscillation du tonomètre. Les écarts entre ces différentes méthodes sont vraiment trop peu considérables, et surtout de sens trop variable, pour qu'on puisse songer sérieusement à les opposer les unes aux autres, surtout en l'absence de critérium expérimental précis. Le mieux est certainement de les employer concurremment, de les vérifier et de les étayer en quelque sorte l'une par l'autre, ou même de suppléer à l'une par l'autre dans le cas où l'une d'elles serait inapplicable.

Pratiquement, lorsque le début des grandes oscillations est facile à voir et absolument net sur le tonomètre, on peut s'en tenir là. Dès que la courbe oscillatoire devient un peu difficile à repérer, il faut immédiatement porter les doigts sur l'humérale au-dessous du manchon et épier soigneusement la première vibrance du pouls qui permettra de s'orienter plus facilement dans la courbe oscillatoire et qui, en l'absence de tonomètre sensible, pourra suffire à fixer à elle seule le chiffre de la pression diastolique. Cependant, dans les pouls de faible amplitude, on se souviendra que la méthode de la vibrance du pouls huméral donne en général un chiffre trop élevé et il faudra s'efforcer de percevoir, un peu au-dessous, la *première grande oscillation* qui reste, croyons-nous, *le repère le plus sûr pour la détermination de la pression diastolique.* Dans les cas assez rares où la démarcation des grandes oscillations sur le tonomètre devient trop incertaine ou absolument impossible, et où la vibrance du pouls sera trop peu nette, on aura encore la ressource de s'adresser à la méthode auscultatoire, qui pourra peut-être ne pas faire défaut dans ces cas-là (1).

Ajoutons enfin qu'en cas d'*arythmie accusée*, il sera bien difficile de fixer le chiffre de la pression diastolique, vu que cette pression sera différente pour chaque pulsation et d'autant plus basse que la pause ventriculaire sera plus prolongée. Il sera toujours possible, soit par la première grande oscillation, soit par la vibrance du pouls, de déterminer la tension diastolique des pulsations qui précèdent les pulsations fortes ; quant aux pulsations précipitées et faibles, cette détermination sera le plus souvent impossible et offrirait du reste assez peu d'intérêt.

CONCLUSIONS GÉNÉRALES
SUR LA MESURE DE LA TENSION ARTÉRIELLE

C'est aux deux méthodes générales de sphygmomanométrie — examen de la circulation *au-dessous de la compression* et *au niveau de la compression* — qu'il faut emprunter les deux meilleurs procédés de mesure de la pression sanguine systolique ou diastolique.

1° Pour la *détermination de la pression systolique ou maxima*, la meilleure méthode est celle de Riva-Rocci qui consiste à apprécier le moment précis de la disparition des pulsations radiales lors d'une compression progressive par une manchette pneumatique brachiale. Ce procédé ne demande qu'une instrumentation fort simple (manchette brachiale large, soufflerie de Richardson un peu résistante, petit manomètre métallique du

(1) Sur 400 malades, Winterhalder n'a pu déterminer la pression diastolique par la méthode oscillatoire dans 7 p. 100 des cas, par la méthode auscultatoire dans 10 p. 100 des cas. Nous avons vu que dans certains pouls de faible tension et de très petite amplitude, la vibrance du pouls pouvait faire défaut presque complètement ou du moins être très atténuée. Il serait intéressant de savoir si c'est précisément dans les mêmes cas que toutes ces méthodes font défaut à la fois, ce qui serait évidemment très défavorable à la mensuration de la pression diastolique chez certains sujets.

modèle ordinaire) et se trouve d'une application facile et commode dans tous les cas. D'après les vérifications expérimentales d'Otfried Müller et Blauel, pratiquées sur l'homme lors d'amputations, le chiffre obtenu donnerait la valeur de la pression systolique avec une surestimation moyenne de 7 1/2 p. 100 — soit 140 millimètres pour une pression réelle de 130 millimètres — c'est-à-dire avec une approximation très suffisante.

2° Pour la *détermination de la pression diastolique ou minima*, la meilleure méthode est celle qui permet d'apprécier le *premier collapsus artériel* lors d'une compression croissante par une manchette brachiale. Ce premier collapsus artériel sera recherché de préférence par la méthode oscillatoire proprement dite, qui demande un manomètre métallique assez sensible, ou à son défaut par ses équivalents (méthode auscultatoire, méthode de la vibrance du pouls) qui n'exigent pas d'autre instrumentation que celle énumérée précédemment et dont les indications coïncident exactement ou diffèrent assez peu de celles fournies par la méthode oscillatoire. La vérification expérimentale directe de ce procédé n'a pas encore été faite, mais tout porte à croire que les chiffres fournis par lui ne doivent pas s'éloigner beaucoup du chiffre de la pression dias · tolique réelle (1).

(1) Nous n'avons pas signalé au cours de cette étude les différents appareils, assez nombreux, consistant uniquement dans la juxtaposition, autour d'un même manomètre, de plusieurs appareils déjà connus pouvant servir à la mesure de la tension sanguine. De tous ces appareils, celui de van Westenrijk, dénommé avec quelque raison par son auteur « sphygmomanométroscope universel » tient certainement le record. Il présente, groupés autour d'un même manomètre à mercure : 1° une manchette de Riva Rocci ; 2° un anneau de Gaertner ; 3° une pelote de Basch pour l'artère radiale modifiée par Gegerstedt ; 4° le petit appareil de Basch pour la mesure de la pression capillaire ; 5° l'appareil de Zipliaéf-Janowsky pour la mensuration de la tension veineuse ; 6° un sphygmoscope de Pal légèrement modifié par l'auteur pour l'étude des oscillations !

DEUXIÈME PARTIE

VALEUR SÉMÉIOLOGIQUE GÉNÉRALE DE LA DÉTERMINATION DE LA TENSION ARTÉRIELLE

Il est à peine besoin d'insister sur l'importance que peut avoir l'étude de la tension artérielle dans les affections de l'appareil cardio-vasculaire et dans toutes les maladies où l'on a intérêt à être renseigné sur l'état de cet appareil. En réalité, on peut dire que toutes les altérations anatomiques, tous les troubles fonctionnels du cœur ou des vaisseaux ne s'accompagnent de troubles circulatoires que dans la mesure où ils s'accompagnent de modifications dans l'équilibre de la tension sanguine.

Pas plus que nous n'avons décrit séparément et en détail les innombrables appareils proposés pour la mesure de la tension sanguine, nous ne ferons ici l'énumération des variations de cette tension dans les divers états physiologiques ou pathologiques. Cette étude, faite de nombreuses fois, n'aurait vraiment d'intérêt que si elle pouvait recevoir un développement suffisant ou se justifier par l'apport d'éléments nouveaux. Poursuivant notre étude à un point de vue plus général, nous pensons qu'il sera plus intéressant de passer rapidement en revue la valeur et la signification générales qu'il convient d'attribuer aux diverses modifications de la pression artérielle systolique ou diastolique.

CHAPITRE PREMIER

VALEUR DE LA DÉTERMINATION DE LA TENSION SYSTOLIQUE

Des deux tensions, la tension systolique est la plus facile à obtenir et celle dont la connaissance importe le plus. On se contente d'ordinaire de rechercher les *modifications générales* de cette tension systolique ; plus récemment cependant, on a attiré l'attention sur les *variations locales* de la pression suivant les divers départements vasculaires, ou même sur le *mode de décroissance* de cette tension dans un même territoire vasculaire.

§ 1. — Modifications de la tension systolique générale.

C'est dans l'aorte, et même dans l'aorte ascendante directement, qu'il faudrait théoriquement prendre la tension pour se rendre un compte exact des modifications générales de la pression systolique globale et pour avoir des chiffres qui ne soient pas influencés par le trouble et la réaction des diverses circulations locales. A ce point de vue encore, la méthode de Riva-Rocci — bien qu'imparfaite — paraît supérieure aux autres, car c'est sur une artère assez rapprochée de l'aorte, l'humérale, qu'elle fait porter l'exploration; et c'est avant tout la pression intra-aortique qu'il importe de connaître.

La différence doit être assez minime entre cette pression intra-aortique et celle recueillie au niveau de l'humérale. C'est un fait établi, depuis Poiseuille, que la tension, dans les artères de diamètre moyen, ne diminue que très lentement avec l'éloignement du cœur. Volkmann, mesurant en même temps la tension dans la carotide et dans la crurale, ne trouve qu'une différence d'un demi-centimètre Hg à peine. Les différences augmentent lorsque l'on compare des artères de calibre plus différent : entre la carotide et la métatarsienne chez le veau, le même auteur note une différence de 27 millimètres Hg (116 et 89), Hürthle, 28 millimètres entre la carotide et la linguale, Pick, 58millimètres entre l'aorte et la tibiale, Max Neu, 50 millimètres chez le chien entre la carotide et l'artère sacrée de la queue. H. Jacobson, en prenant la pression depuis l'aorte jusque dans les petites artères à l'intérieur desquelles on peut facilement introduire une canule, n'a relevé qu'une chute équivalant à 1/6 de la pression totale. Chez l'homme, la chute commence de même surtout dans les petites artères et, chez une opérée, O. Müller et Blauel ont noté une différence de 25 à 30 millimètres Hg entre la pression de la radiale et celle recueillie dans les artères digitales branches de l'arcade palmaire superficielle (1). On peut donc admettre qu'en l'absence de troubles vaso-moteurs particuliers au membre supérieur, la pression obtenue au niveau de l'humérale n'est pas très inférieure à la pression intra-aortique et peut permettre de prendre une idée exacte de ses variations — étant donné encore que la tension systolique de l'humérale. calculée d'après la disparition du pouls radial, donne la pression latérale, non de l'humérale, mais de la sous-clavière.

Nous avons vu plus haut quels étaient les chiffres de pres-

(1) Les chiffres recueillis étaient, avec les oscillations respiratoires : 126-115 millimètres Hg à la radiale, 90-75 millimètres dans l'artère digitale.

sion systolique pouvant être considérés comme normaux : 16 à 17 centimètres Hg avec le Potain, 12 à 13 centimètres au Gaertner, 11 à 12 avec le Riva-Rocci. Ces chiffres sont, bien entendu, un peu plus faibles chez l'enfant, l'adolescent, la femme, plus élevés chez le vieillard. Même chez l'adulte, ils ne doivent être considérés que comme l'expression d'une moyenne car, comme le dit fort bien Pal, il n'y a pas de pression normale ; il y a pour chaque individu une pression *habituelle*, qui peut varier dans de certaines limites suivant l'âge, la taille, le tempérament et plus encore, croyons-nous, suivant le type circulatoire propre à chacun.

1° Causes générales des variations de la pression systolique. — La pression artérielle n'est peut-être jamais dans un équilibre absolument parfait. En dehors des *oscillations respiratoires*, sans doute assez peu marquées à l'état normal puisqu'elles ne sont pas indiquées par les appareils couramment employés (1), il faut compter avec les *oscillations vaso-motrices* et avec les variations survenant sous l'influence de divers *actes ou états physiologiques* (sommeil, travail intellectuel, émotions morales, digestion, menstruation, grossesse et accouchement. exercices physiques, changements de position, etc., etc.).

Mais ces variations sont très minimes comparées aux modifications vraiment pathologiques pouvant prendre naissance sous l'influence des variations de la *masse sanguine*, de l'*action du cœur* ou des *résistances périphériques*.

A. Variations de la masse sanguine. — C'est certainement là le facteur qui est le moins susceptible d'influencer le chiffre

(1) Dans les constatations de Müller et Blauel, les variations respiratoires de la pression systolique atteignaient souvent 16 à 20 millimètres Hg, mais il s'agissait de sujets soumis à une narcose profonde, avec respiration très profonde. Nous avons vu, chez des emphysémateux, ces variations respiratoires atteindre avec l'appareil de Riva-Rocci 1 centimètre Hg.

de la pression sanguine, tout au moins d'une façon durable. Tappeiner a montré expérimentalement qu'une perte de 1/5 de la masse totale du sang, se produisant dans un temps très court, restait sans influence sur le chiffre de la tension ; cela, grâce à l'adaptation du système vasculaire à son contenu par vaso-constriction généralisée, et sans doute aussi à la filtration rapide dans les vaisseaux de liquides interstitiels.Une soustraction des 2/5 de la masse sanguine pourrait même influencer très peu la pression totale. On sait du reste que la saignée n'est pas, en clinique, un moyen susceptible d'abaisser d'une façon durable la pression artérielle.

Réciproquement, Worms-Müller a montré qu'il était possible d'injecter dans les veines un volume plus considérable que le volume total du sang du corps, sans augmenter la pression au delà d'un point qu'elle atteint fréquemment dans les conditions normales, et Paulow a pu nourrir des chiens avec des quantités énormes de bouillon sans augmentation de leur tension sanguine.

Malgré ces résultats expérimentaux négatifs, on ne saurait nier peut-être complètement que certaines habitudes hygiéniques défectueuses (grands buveurs) et certains états pléthoriques n'aient absolument aucun rôle dans la genèse de l'hypertension.

B. VARIATIONS DE L'ACTION DU CŒUR. — Dans le principe, toute hypertension, comme toute tension sanguine, vient du cœur ; le ventricule gauche se trouve seul générateur d'énergie et capable, par sa contraction et la projection de l'onde sanguine dans l'arbre vasculaire, de soulever les parois artérielles dont la réaction élastique va donner naissance au phénomène de la tension. C'est le cœur normal qui engendre la tension artérielle de 100 à 130 millimètres Hg ; et il faut les parois vigoureuses et puissantes du cœur de Traube pour créer les pressions de 200 à 230 millimètres constatées si souvent dans les néphrites chroniques.

Mais, dans tous ces cas, le *primum movens* est ailleurs. La contraction ventriculaire est la cause immédiate, non la cause première de l'hypertension ; et, si le cœur se contracte plus énergiquement, c'est qu'il y est sollicité par les obstacles périphériques grandissants opposés au cours du sang. Le cœur tend constamment, par un mécanisme régulateur facile à comprendre, à établir dans le système artériel la pression systolique nécessaire et suffisante pour assurer l'écoulement du sang dans les différents réseaux capillaires ; et dans le cas d'hypertension, il est, suivant l'expression ancienne de Huchard « plus souvent entraîné qu'entraîneur ».

On comprendrait assez mal en effet une hypertension venant du cœur seul, et qui ne serait nécessitée par rien ! Le sang circulerait dans les artères et les capillaires avec une vitesse insolite, cheminerait rapidement dans les veines, et viendrait s'engouffrer avec un excès de tension bien inutile dans les cavités droites. Si une telle et aussi anti-physiologique hypertension arrivait à se produire, nul doute qu'aussitôt les artérioles et les capillaires ne tendent à établir par leur vaso-constriction un barrage pour endiguer le flot artériel !

L'affaiblissement cardiaque, au contraire, possède un rôle plus réel dans la genèse de l'hypotension, comme on peut le voir dans certaines cardiopathies valvulaires, certaines dilatations hypertrophiques arrivées à la dernière phase de leur évolution, et comme cela apparaît au maximum dans le collapsus cardiaque de quelque cause qu'il relève.

C. Variations des résistances périphériques. — C'est dans la variation des résistances périphériques qu'il faut chercher la raison la plus ordinaire, presque constante, pourrait-on dire, des modifications de la tension artérielle, qu'il s'agisse d'hypotension ou d'hypertension : variation de la *résistance à la pénétration* de l'ondée sanguine, dans le cas d'athérome généralisé, de lésions artérielles diffuses, de tonus exagéré diminuant l'élasticité des gros ou moyens vaisseaux ; variation de la *résis-*

tance à la circulation de cette même ondée sanguine, dans le cas d'altération des fines artérioles, de spasme artério-capillaire plus ou moins généralisé entraînant une réduction considérable du calibre des plus petits vaisseaux qui, à l'état normal déjà, offrent tant de résistance au passage du sang !

Il suffit du reste de se remémorer quelques *expériences physiologiques* pour être convaincu de l'importance des variations des résistances périphériques dans la genèse des modifications

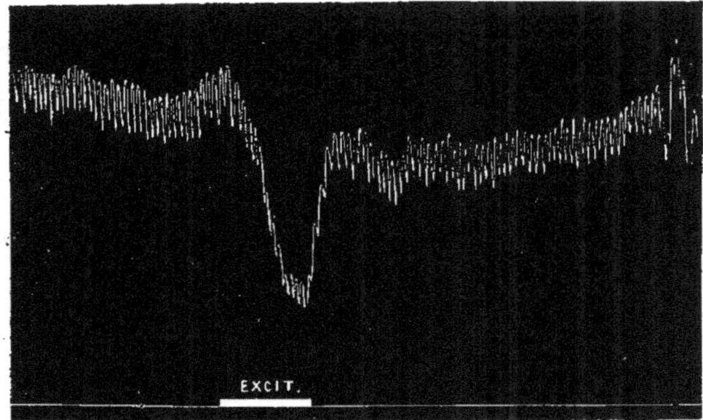

Fig. 56. — *Baisse de la pression artérielle consécutive à l'excitation du bout central du nerf dépresseur chez le lapin* (d'après Morat et Doyon).

de la tension artérielle. — Les exemples d'*abaissement de la pression artérielle* par action sur le système vaso-moteur sont légion. L'excitation centripète du nerf de Cyon, agissant par action réflexe sur les centres vaso-dilatateurs bulbo-médullaires, produit toujours une baisse considérable de la pression aortique, et cela indépendamment de toute action cardiaque car le même effet persiste après section du vague. La section de la moelle produit toujours une chute brusque et considérable de la pression artérielle par vaso-dilatation généralisée, mais prédominant surtout sur les vaisseaux abdominaux ; il semble, comme on l'a dit, que l'animal « se saigne dans ses veines ». L'excitation de la tranche de section de la moelle produit au contraire une élévation très marquée de cette pression, non par action cardiaque, comme le pensait Bezold, mais bien par action périphérique comme l'ont prouvé Ludwig et Thiry, Goltz, par la persistance de cet effet après la section de tous les nerfs cardiaques. Remarquons que, dans toutes ces variations de la tension artérielle, les vaisseaux abdominaux jouent un grand rôle à cause de leur richesse, de leur facile dilatabilité et de leur réaction à presque toutes les excitations. A eux seuls, ils pourraient contenir presque tout le sang du corps. Ludwig et Cyon

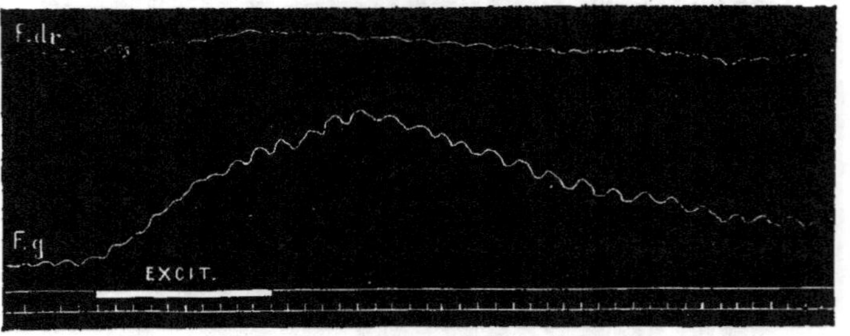

Fig. 57. — Effets de l'excitation du bout périphérique du sciatique gauche. F. dr, pression dans la fémorale droite ; Fg, pression dans le bout périphérique de l'artère fémorale (d'après Morat).

ont montré que la section d'un splanchnique donnait un abaissement de la pression aortique de 30 à 50 millimètres Hg, la section du deuxième produisant encore une chute de 8 à 10 millimètres ! — L'élévation de la pression artérielle peut s'obtenir par la simple compression d'une artère un peu volumineuse. Marey, prenant la pression dans la carotide d'un chat, trouve 9 centimètres Hg : la simple compression d'une artère rénale suffit à faire monter la pression d'une façon appréciable, même sans intervention d'aucune action cardiaque, car le cœur était préalablement rendu insensible aux variations de pression par l'empoisonnement atropinique ; quant à la compression de l'aorte sous-diaphragmatique, elle produit une élévation de la tension de 9 à 14 centimètres Hg. Ce que réalise la compression directe d'un vaisseau, une vaso-constriction intense peut le produire. Nous avons vu plus haut l'action de l'excitation de la moelle. D'une façon générale, l'excitation de tous les nerfs sensitifs (si l'on excepte le nerf de Cyon) s'accompagne de vaso-constriction et d'élévation de la pression sanguine (1). L'excitation du sciatique notamment (Morat) produit constamment une hypertension dans la fémorale.

A la lumière de ces données physiologiques, il est aisé de comprendre le mécanisme de production des variations de la tension artérielle d'origine périphérique, et aussi leur évolution. Suivant que le trouble qui leur donne naissance est fugace ou durable, le trouble de la tension est transitoire ou fixe. S'il s'agit d'hypertension, on peut avoir une de ces *crises hypertensives* que Pal a si bien mises en évidence, ou une *hypertension permanente*, comme c'est le cas chez les artérioscléreux ou les malades atteints de néphrite chronique. De la durée et de l'évolution de l'hypertension dépendent aussi les *modifications du cœur* qui, en serviteur docile, doit incessamment s'adapter aux nouvelles exigences de la circulation. Un cœur normal est un cœur dont le volume et la puissance sont réglés par les résistances normales que le sang doit rencontrer sur son passage. Si ces résistances augmentent, le cœur va se surmener d'abord, s'hypertrophier ensuite. Marey a bien démontré dans une petite expérience très précise relatée dans ses Travaux du Laboratoire (1878-79) comment réagissait le cœur devant une hypertension brusque lui imposant un surcroît d'effort. Un cœur de tortue est fixé à l'extrémité d'un tube de verre et à l'intérieur de ce tube se trouve un liquide dont la hauteur, figurant l'élévation de la pression artérielle, peut varier au gré de l'expérimentateur. Si l'on étudie les variations du travail de ce cœur en calculant le produit de la masse sanguine projetée par

(1) Outre les fibres vaso-constrictives, les nerfs contiennent encore des fibres vaso-dilatatrices réflexes dont l'existence a été démontrée dans le sciatique par Hunt, sur le nerf en voie de dégénération, et par Howell sur le nerf refroidi à 0°. Dans le shock chirurgical, il y a une prédominance des réflexes vaso-dilatateurs qui abaissent la tension.

le ventricule par la hauteur d'élévation, on constate que le *travail du cœur augmente à mesure que la pression artérielle est plus forte* ; cela, jusqu'à un certain point au delà duquel il diminue, le cœur étant alors forcé. Cette expérience est très instructive, elle prouve que le cœur offre dans son action une certaine souplesse qui lui permet d'accomplir momentanément une besogne pour laquelle il n'était pas taillé ; elle explique aussi comment, à la suite de ce surmenage fonctionnel, se développe l'hypertrophie cardiaque qui devient ainsi le *témoin*, beaucoup plus que la *cause* de l'hypertension artérielle.

2° Signification des variations de la tension systolique. — On comprend que cette signification soit considérable puisqu'elle doit donner des renseignements non seulement sur l'état de l'appareil cardio-vasculaire, mais encore sur celui des circulations viscérales d'où dépend de façon si intime le fonctionnement des différents organes. Il n'est pas exagéré de dire que, *dans le diagnostic des diverses affections chroniques, la connaissance du chiffre de la tension artérielle constitue un élément aussi important que celui de la température dans le diagnostic des états aigus.* Aucun de ceux qui sont familiarisés avec la mesure de la tension artérielle et qui ont pu apprécier les services rendus ne contredira cette assertion.

A. HYPOTENSION. — L'abaissement de la tension artérielle peut être consécutif soit à un affaiblissement cardiaque, soit à une paralysie vaso-motrice et souvent à ces deux causes en même temps. Sa valeur séméiologique, lorsque l'hypotension est considérable, peut être minime, car alors le tableau clinique est assez évident pour ne pas prêter à discussion ; il en est ainsi dans l'hypotension qui accompagne les grandes hémorragies, le shock chirurgical, le collapsus cardiaque, les intoxications ou infections graves. Parfois cependant, et notamment dans les cas d'hémorragie interne, sa recherche peut rendre de grands services.

Sa signification peut au contraire être très précieuse lorsqu'il s'agit d'états chroniques de diagnostic hésitant. Dans la *cirrhose atrophique*, l'hypotension est en effet la règle, à moins cependant que cette affection ne survienne chez des individus au-dessus de 45 à 50 ans ; dans ce cas, comme nous avons été à même de le constater plusieurs fois, il existe parfois un léger degré d'hypertension due aux altérations athéromateuses ou rénales si souvent concomitantes. Mais c'est surtout dans la *tuberculose pulmonaire*, que la constatation d'une hypotension artérielle se trouve d'un appoint précieux pour le diagnostic, lorsque les signes pulmonaires laissent place au doute ou à la discussion. Potain et Marfan ont montré que la pression arté-rielle s'abaissait en général dès le début de cette affection ; et il est assez rare de trouver chez des bacillaires, au Riva-Rocci, une tension supérieure à 110 millimètres, alors que les chiffres de 100, 90 et de 80 même sont notés assez fréquemment. Certains auteurs se sont même demandés si l'hypotension arté-rielle, révélatrice d'une langueur acquise ou congénitale de la circulation et d'un cœur peu volumineux, ne préexistait pas à l'infection bacillaire et ne constituait pas un des stigmates du terrain tuberculisable.

B. Hypertension. — La constatation en clinique d'une hyper-tension artérielle doit invinciblement imposer à l'esprit l'idée de l'*accroissement des résistances périphériques* de la circula-tion. S'il s'agit d'une hypertension artérielle permanente, le cœur est toujours hypertrophié, parfois d'une façon considé-rable; mais c'est là, comme nous l'avons vu, un pur phéno-mène de compensation qui témoigne simplement de l'ancien neté et de la gravité du trouble apporté à la circulation péri-phérique.

Disons, à ce propos, qu'on est loin de constater toujours un parallélisme absolu entre le degré d'hypertrophie cardiaque et l'élévation de la tension sanguine ; et c'est même là ce qui fait la supériorité de cette méthode d'exploration sur les procédés divers (percussion, recherche du choc de la pointe et même examen radioscopique) dont le but commun est de renseigner sur le volume du cœur. L'hypertension peut en effet précéder

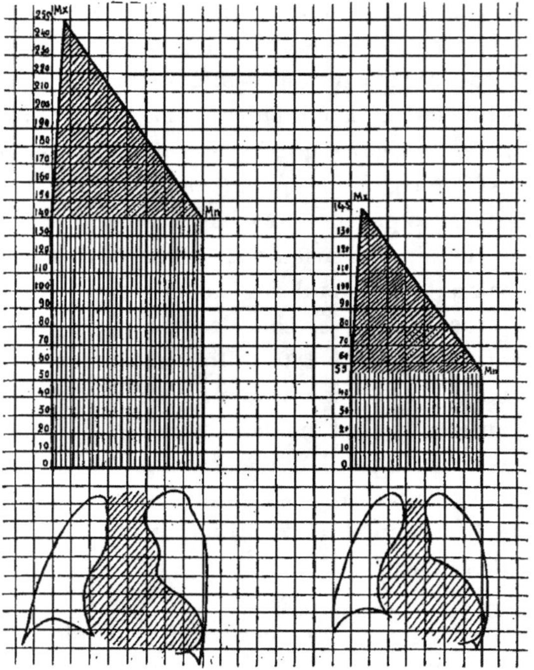

FIG. 58 — *Absence de parallélisme entre l'élévation de la tension artérielle et le volume du cœur.* Pour des cœurs à peu près aussi volumineux l'un que l'autre, on trouve dans le premier cas (néphrite chronique) une tension systolique de 250 millimètres Hg, alors que cette tension n'est dans le second cas (insuffisance aortique syphilitique) que de 145 millimètres Hg.

nettement l'hypertrophie cardiaque lors de lésions rénales naissantes, et peut aussi se montrer en dehors de toute hypertrophie cardiaque, comme nous le verrons plus loin, au cours de certaines crises hypertensives passagères. Lorsqu'elle coexiste avec une augmentation marquée du volume du cœur, elle est loin de lui être toujours proportionnelle et permet en quelque sorte d'*interpréter* cette hypertrophie : très accusée dans les cœurs rénaux volumineux et puissants, elle l'est moins dans les cœurs rénaux dilatés et affaiblis ou dans les cœurs de myocardite chronique aussi dilatés qu'hypertrophiés, moins encore dans certains cœurs (énormes cependant) d'insuffisance aortique, et peut même devenir nulle dans des cœurs très volumineux aussi de lésion mitrale double. Comme exemple de ce non-parallélisme entre l'hypertrophie cardiaque et l'élévation de la tension artérielle, nous représentons ici deux tracés orthodiagraphiques représentant des cœurs à peu près également volumineux, chez des malades dont la tension artérielle était cependant bien différente. En un mot il y a entre l'exploration de la pression systolique et les procédés divers signalés plus haut toute la différence qui sépare deux méthodes dont l'une se propose d'apprécier le *rendement*, et l'autre d'évaluer simplement le *volume* du cœur. Les deux valeurs peuvent bien se superposer dans certains cas, mais nous avons vu qu'il était loin d'en être toujours ainsi.

L'accroissement des résistances périphériques que nous signalions plus haut comme la source la plus commune, peut-être même constante, de l'hypertension artérielle reconnaît comme cause principale un *obstacle dans la circulation artério-capillaire* ; parfois cependant, il s'agit d'un obstacle plus haut situé relevant d'une *gêne de la circulation veineuse*.

a. *Hypertension par obstacle artério-capillaire.* — α) C'est dans les *affections rénales* que l'hypertension est le plus souvent constatée en clinique. Elle peut se voir dans toutes les maladies des reins, néphrite ascendante, tuberculose rénale, mais est surtout commune dans les néphrites médicales aiguës, subaiguës ou chroniques. Sa pathogénie a fait l'objet d'innombrables discussions : on a invoqué successivement la gêne mécanique apportée à la circulation rénale par les altérations des artérioles de l'organe, et surtout le spasme capillaire généralisé, qui lui-même relèverait d'une action nerveuse réflexe, de la rétention de produits toxiques ou encore d'une réaction surrénale excessive (Vaquez, Ambard, Aubertin). Le problème n'est pas près d'être résolu, mais on a bien l'impression que la lésion rénale, si elle est le *primum movens*, n'est pas tout, et qu'elle constitue plutôt le premier chaînon d'une longue série d'actes pathologiques dont le trouble profond apporté à la circulation n'est sans doute qu'un des termes intermédiaires. L'hypertension peut débuter très rapidement, dès les premiers jours de la néphrite aiguë ou subaiguë; ultérieurement, son évolution est en général progressive, entrecoupée parfois de crises hypertensives auxquelles on a voulu faire jouer un rôle prépondérant dans la pathogénie de l'urémie, de l'éclampsie (Vaquez). Ce qui fait de l'hypertension dans les néphrites un signe d'importance vraiment primordial, c'est qu'elle est loin d'aller toujours de pair avec les autres symptômes. — Elle est toujours *plus précoce que l'hypertrophie cardiaque.* Le cas est surtout net dans les néphrites subaiguës datant d'un ou deux mois, dans lesquelles la tension est déjà très élevée (180 à 200 millimètres au Riva-Rocci) sans que la pointe ait quitté le cinquième espace et sans même que le cœur se montre gros à l'examen radioscopique. Il faut assez longtemps en effet pour que l'organe passe de la phase de surmenage à la phase d'hypertrophie nettement appréciable, d'autant qu'il s'agit toujours au début d'une hypertrophie concentrique, plus longue à se révéler à l'examen radioscopique qu'une hypertrophie avec dilatation, telle que celle de l'insuffisance mitrale ou de l'insuffisance aortique. — Elle *précède souvent tous les autres symptômes de l'insuffisance rénale.* Nous avons actuellement dans notre service un brightique avec pression sanguine extrêmement élevée (250 millimètres au Riva-Rocci), entré pour neurasthénie, qui n'a jamais eu le moindre œdème et se plaint à peine d'une très légère dyspnée d'effort ; nous suivons en ce moment une jeune femme chez laquelle on a découvert par hasard, il y a quelques mois, de l'albuminurie légère, intermittente du reste, qui n'éprouve absolument aucun symptôme fonctionnel, pas de céphalée, pas le moindre essoufflement, qui déclare ne s'être jamais si bien portée, qui suit son régime seulement par raison, et qui cependant présente au Riva-Rocci une tension de 230 millimètres Hg, soit exactement le double de la normale. De tels cas sont certainement fréquents et l'on comprend de quel secours peut être la constatation de l'hypertension artérielle dans le diagnostic et surtout le pronostic des affections rénales.

Une albuminurie qui ne s'accompagne ni de tachycardie, ni d'élévation de la pression artérielle, a beaucoup de chances pour n'être pas une albuminurie grave ; au contraire, une albuminurie même légère, même intermittente, même orthostatique, qui s'accompagne d'une réaction cardio-vasculaire marquée, d'accélération des battements du cœur, de tendance au galop, et surtout d'hypertension, est sûrement une affection sérieuse dont le pronostic doit être réservé, même en l'absence de tout symptôme fonctionnel actuel. Dans tous ces cas, l'élévation de la pression artérielle est un signe de constatation plus facile et moins trompeur que les procédés d'exploration des fonctions rénales (épreuve du bleu de métylène, de la phloridzine, cryoscopie). Quant à l'essoufflement, il n'apparaît souvent que très tardivement, lorsque le cœur est au-dessous de sa tâche et ne peut suffire par son surmenage ou sa plasticité à se plier aux nouvelles exigences de la circulation.

β) A la suite des affections rénales, et presque de pair avec elles, viennent les *altérations artérielles*. L'*athérome*, en diminuant l'élasticité artérielle et en s'opposant à la pénétration de l'ondée ventriculaire, est peut-être capable de produire une augmentation de la pression artérielle, mais sans doute dans une limite assez faible, au moins lorsque les lésions sont localisées aux grosses et aux moyennes artères. Mais c'est surtout dans l'*artério-sclérose* que se manifeste l'hypertension, soit que l'élévation de la pression artérielle crée l'artério-sclérose, comme le pense Huchard, soit, comme le croit J. Teissier, que cette hypertension évolue parallèlement à l'artério-sclérose sous l'influence de la suractivité fonctionnelle imposée au régime circulatoire des différents départements vasculaires. Dans ce cas, l'élévation de la tension sanguine est due moins à l'obstacle mécanique créé par l'hyperplasie et les irrégularités des tuniques artérielles (1), qu'au spasme artériolaire généralisé qui se trouve sous la dépendance de ces lésions et dont témoigne l'hyperplasie de la tunique moyenne. Au reste, les lésions rénales concomitantes ne font, on peut dire, jamais défaut, et sans doute faut-il mettre sur leur compte une bonne partie de l'hypertension comme des symptômes observés chez les malades dits « artério-scléreux ».

γ) A côté de ces cas où l'hypertension se trouve sous la dépendance absolument certaine d'altérations rénales ou de lésions artérielles plus ou moins généralisées, il en existe d'autres où l'hypertension existe, manifeste, sans que l'examen le plus attentif révèle des symptômes de lésions rénales ou permette de soupçonner, ou du moins d'affirmer l'existence d'altérations artérielles. C'est la classe des *hypertendus simples ou fonctionnels* ou encore de l'*hypertension idiopathique* de certains auteurs allemands, pour laquelle tant d'interprétations ont été proposées. — Il s'agirait pour Huchard d'un *spasme artériolaire généralisé*, sous l'influence de poisons alimentaires en circulation ou de toxines élaborées par l'organisme. Dans cette phase de « présclérose », il n'existerait pas encore de lésions artérielles appréciables, ou du moins irrémédiables, et l'hypertension serait capable de disparaître sous l'influence de moyens hygiéniques ou thérapeutiques appropriés. Même opinion a été adoptée récemment (1907) par Russell qui incrimine un « hypertonus » artériel généralisé, dont le point de départ serait dans une excitation des centres vaso-constricteurs médullaires ou dans une action directe des substances nocives circulant dans le sang (toxines résorbées par l'intestin,

(1) On a cité de nombreux cas d'artériosclérose sans hypertension (von Basch et A. Frenkel, Romberg et Sawada, Grœdel, Israël, Devoto, Ferrannini, Ciuffi, Colombo, etc.).

purines alimentaires ou d'origine animale, intoxication alcoolique, etc.). — D'autres auteurs invoquent l'existence de *lésions rénales latentes* s'établissant lentement, dévoilées tardivement, et cependant provoquant dès le début un trouble profond (peut-être compensateur) de la tension artérielle. Cette interprétation est fort séduisante et s'impose à tous ceux qui sont convaincus de la prééminence du facteur rénal dans la pathogénie de l'hypertension ou même dans le développement des lésions artério-scléreuses ; quel est en effet l'hypertendu, l'artério-scléreux qui ne présente pas à un moment donné des signes de sclérose rénale, qui ne marche pas d'une façon régulière, à pas lents ou rapides, vers l'insuffisance rénale ? Elle est même facile à défendre, à condition qu'on veuille bien admettre qu'il y a des lésions du rein à évolution extrêmement lente et torpide, que l'insuffisance rénale peut mettre 10, 20 ans, une vie, avant de devenir manifeste, que nos épreuves d'exploration des fonctions rénales sont bien imparfaites, et surtout que l'albuminurie est un signe infidèle, inconstant, et en tous cas tardif de l'atteinte de cet organe. Pour notre part, nous serions assez tenté d'adopter l'opinion défendue par L. Ambard « qu'il ne saurait y avoir d'hypertension permanente sans néphrite ». — On a insisté récemment sur le *rôle des capsules surrénales* dans le développement de l'hypertension. Dans la doctrine de l'hyperépinéphrie de Vaquez, la réaction des capsules surrénales sous l'influence d'intoxications diverses, de lésions rénales ou de causes indéterminées, pourrait produire l'hypertension permanente et aboutir, en fin de compte, à l'établissement de lésions artérielles. Cette doctrine repose sur de nombreuses constatations anatomiques rapportées par Vaquez, Sergent et Bernard, Bigard, Gouget, Aubertin et Ambard, etc., elle est admise par J. Teissier pour expliquer certaines hypertensions junéviles existant en l'absence de toute lésion rénale ou cardiaque, mais elle ne saurait être généralisée et, comme le dit Pal, « il n'est pas certain que ce soient ces appareils cellulaires (cellules chromaffines) qui entrent en action partout où la pathologie ne trouve pas l'explication de l'augmentation de la pression sanguine ».

A côté de toutes ces variétés d'hypertension, rénales, artérielles, fonctionnelles, où l'on trouve presque toujours à l'origine un obstacle artério-capillaire généralisé, il existe d'autres hypertensions ordinairement passagères, véritables *crises hypertensives*, qui semblent se développer à la suite d'une vaso-constriction localisée.

Lorsque la vaso-constriction occupe un territoire peu important, on comprend qu'elle ne puisse réagir beaucoup sur la pression intra-aortique. Il en est autrement, d'après Pal, lorsque ces crises vaso-constrictives se produisent dans des départements vasculaires étendus ; cavité abdominale, poumon, cerveau, territoire musculo-cutané. On voit naître alors, en amont du spasme, une véritable *stase artérielle (arterielle Stauung)* qui, en refluant jusque dans l'aorte, augmente la tension dans ce vaisseau. Cette hypertension générale à point de départ local se trouve réalisée dans les crises vasculaires (*Gefässkrisen*), si bien décrites par Pal, et dont le type est la crise abdominale. Cet auteur a démontré qu'à la suite de certaines excitations dans le territoire du splanchnique, il pouvait se produire une vaso-constriction des vaisseaux abdominaux suffisamment intense pour faire monter la pression intra-aortique, tout comme nous avons vu le fait se manifester, dans une expérience de Marey citée plus haut, à la suite de la simple compression d'une artère rénale ou de l'aorte abdominale. Il en serait ainsi dans la colique néphrétique, la colique de plomb, dans certaines crises abdominales des artério-scléreux (angine de poitrine gastralgique de Huchard), et surtout dans la grande crise gastrique des tabétiques. Dans cette dernière affection, Pal, mesurant la tension à l'aide de l'anneau de Gaertner, a pu voir la pression s'élever au cours de la crise non pas de quelques millimètres ou quelques centimètres, mais augmenter de moitié, doubler même parfois, et passer progressivement de 75 à 198 de 90 à 240 millimètres Hg ! Il est difficile de dire si, dans ce cas, la vaso-constriction est un phénomène primitif, comme le croit Pal, ou secondaire à la douleur comme le soutiennent Heitz et Noréro, qui ont vu de simples crises de douleurs fulgurantes s'accompagner d'hypertension notable (1).

b) *Hypertension par obstacle veineux.* — Cette élévation de la pression sanguine est toujours peu accusée et de minime importance pratique. Nous en dirons cependant quelques mots, parce qu'elle est peu connue et qu'elle jette un jour très intéressant sur le mécanisme de production de l'hypertension. La preuve, en effet, que ce trouble de la circulation sanguine relève bien surtout d'une augmentation des résistances périphériques plus que d'une action cardiaque directe, c'est qu'il peut être provoqué par la stase veineuse ou capillaire des cardiopathies tout aussi bien que par le spasme artério-capillaire, et cela alors même qu'il existe tous les signes d'un affaiblissement cardiaque manifeste (hyposystolie ou asystolie).

Le fait du reste n'avait pas échappé à la sagacité et à l'observation si scrupuleuse de Potain. « De la résistance veineuse dont on ne parle guère, écrit-il, et qui semble négligeable au point de vue de la pression artérielle, il y a, je crois, à tenir plus grand compte qu'on ne le fait d'ordinaire. J'aurai à en rapporter des preuves fournies par le sphygmomanomètre. Quant à la résistance des capillaires vrais, il est probable qu'elle est augmentée en diverses circonstances, notamment dans l'œdème comme j'ai eu à le constater dans des essais de circulation artificielle faits sur des cadavres » ; et plus loin : « de même que, chez des cardiaques, les accidents ne dépendent pas toujours d'une insuffisance de la pression artérielle, de même des troubles graves peuvent coïncider avec une tension exagérée, si bien que, dans ce dernier cas, l'amélioration est annoncée par un retour à une tension plus modérée ». A ce sujet, il rapporte des cas d'affection mitrale, présentant au moment de l'aggravation

(1) On a incriminé aussi les lésions des artères abdominales dans la genèse de l'hypertension permanente et de l'artério-sclérose (Hasenfeld et Hirsch, 1897).

fonctionnelle des pressions relativement élevées, 17, 18, 19 à la radiale, et chez lesquels l'administration de la digitale amenait, avec l'amélioration des symptômes, une chute nette de la pression (18 à 17, 19 1/2 à 16, 15 à 13 1/2). « Voilà donc, conclut-il, que la digitale au lieu d'augmenter la pression, l'abaisse au contraire de 1, 2, 3 et même 4 centimètres (1)! »

Ces remarques, alors absolument nouvelles, ont été confirmées de tous points par de nombreux auteurs parmi lesquels nous citerons Sahli, Romberg, Frenkel et Schwarz, Schilling, Hensen, Fellner, Horner, Janowsky, von Kriloff, qui tous ont constaté que dans nombre de cardiopathies valvulaires, la tension artérielle augmentait lors des phases de défaillance cardiaque, baissait au contraire après l'administration de la digitale. Nous-même avons pu faire plusieurs fois cette constatation. Tout récemment, G. Lang et Sophie Manswetowa ont repris l'étude de ce point sur 35 malades : 18 mitraux, 7 emphysémateux avec cœur droit, 10 aortiques ou artério-scléreux. Dans tous ces cas, la pression fut prise au moment où les troubles de compensation étaient très accusés, puis lors de l'amélioration de ces troubles. La chute de pression fut la règle presque absolue chez les emphysémateux (7 cas sur 7) et chez les mitraux (17 sur 18), mais se montra bien moins constante chez les aortiques ou les artério-scléreux (5 sur 10).

Ce fait d'une *hypertension asystolique* n'est paradoxal qu'en apparence et se trouve certainement sous l'influence de l'obstacle qu'oppose à la circulation artérielle la stase sanguine dans les capillaires et le système veineux, stase qui va au contraire en s'amoindrissant lorsque le cœur droit reconquiert sa capacité d'évacuation. Il est possible aussi que les œdèmes périphériques, comme l'ont prétendu Potain, Kriloff, von Westenrijk, soient pour quelque chose dans cette augmentation de la pression artérielle en comprimant les capillaires et les veines; mais, d'après Lang et Manswetowa, ce ne serait que dans une

(1) POTAIN, *loc. cit.*, p. 17, 137, 177.

faible mesure, le même abaissement de pression pouvant être constaté en dehors de toute évacuation d'œdème.

§ 2. — Variations des tensions systoliques locales.

Jusqu'à présent, nous n'avons étudié que les variations de la pression systolique générale (c'est-à-dire intra-aortique), que ces variations soient sous la dépendance d'un trouble des résistances périphériques généralisé à tous les départements vasculaires ou localisé à l'un d'entre eux. Dans le cas de variations autonomes dans la résistance des différents territoires, on comprend cependant tout l'intérêt qu'il pourrait y avoir à saisir en quelque sorte sur le fait ces mouvements vaso-constricteurs ou vaso-dilatateurs localisés, par l'appréciation des tensions systoliques locales, plutôt que de s'en référer simplement aux modifications qu'ils peuvent déterminer dans la tension intra-aortique générale.

1° **Indépendance des divers territoires vasculaires.** — Cette indépendance est la règle, non l'exception, et si plus haut nous avons parlé des hypertensions par vaso-constriction périphérique diffuse, par spasme artério-capillaire généralisé, il ne faut pas prendre ces expressions au pied de la lettre ; il convient de considérer l'élévation de la pression aortique comme la résultante de modifications souvent divergentes de la circulation périphérique, plutôt que comme l'expression d'un mouvement vaso-moteur absolument uniforme. A voir en effet les variations considérables de la pression aortique que sont capables de déterminer la vaso-constriction ou la vaso-dilatation de territoires vasculaires importants, comme par exemple celui des vaisseaux abdominaux, on peut penser quelles modifications extrêmes de la tension, sans doute incompatibles avec la vie, provoqueraient ces réactions vaso-motrices si elles étaient intenses et généralisées. Tout, du reste, nous enseigne cette indépendance des territoires vasculaires: la physiologie, comme la pathologie.

En physiologie, la connaissance de cette autonomie relative des diverses circulations locales a précédé de beaucoup l'explication qu'en a fournie la découverte des nerfs vaso-moteurs. Tout acte physiologique s'accompagne en général d'une dilatation vasculaire de l'organe en jeu ; le fait est d'observation courante pour les diverses sécrétions glandulaires, la digestion, la menstruation, etc. Si ces modifications de pression locale ne retentissent pas d'ordinaire sur la pression générale, c'est qu'il se manifeste aussitôt, dans d'autres territoires vasculaires, des mouvements inverses de vaso-constriction, commandés sans doute par les associations des divers centres vaso-moteurs médullaires, qui rétablissent l'équilibre général de la pression. Dans le jeu du système vaso-moteur, l'uniformité n'est nulle part ; partout on ne rencontre que variations autonomes et réactions compensatrices. Nous n'en voulons pour preuve que le balancement si net et si bien prouvé qui existe entre la circulation périphérique et la circulation profonde. Cet antagonisme, soupçonné déjà par l'école de Ludwig, a été démontré jusqu'à l'évidence chez l'animal par Dastre et Morat, et vérifié à la suite par Mosso, Fr. Franck et la plupart des physiologistes : à une vaso-dilatation des vaisseaux abdominaux correspond une vaso-constriction dans le domaine des vaisseaux périphériques, et réciproquement (loi de Dastre et Morat). La démonstration de cette loi a pu être faite chez l'homme récemment et d'une façon très élégante par Otfried Müller, à l'aide des procédés pléthysmographiques et surtout du procédé des pesées partielles. Un homme est étendu sur une série de sangles, une pour la tête, une pour le tronc, une pour le thorax, une autre pour les membres inférieurs et pour chacun des membres supérieurs, et chacune de ces sangles actionne l'aiguille d'une balance suffisamment sensible. Au bout d'un certain temps et avec une immobilité suffisante du sujet, chaque aiguille indique un poids à peu près fixe. On produit alors, soit à la périphérie, soit dans les parties centrales, des excitations thermiques : courant d'air chaud ou pulvérisation d'éther sur un des membres, lavement ou ingestion de boissons chaudes ou froides. Immédiatement à la suite de ces excitations thermiques, on voit les diverses aiguilles se mettre en mouvement et indiquer clairement une modification dans la répartition du sang sous l'influence de réactions vaso-motrices. C'est ainsi qu'après une excitation thermique cutanée, portant sur une jambe par exemple, on voit tout le système périphérique réagir en même temps et le poids non seulement de l'autre jambe, mais des deux bras, diminuer nettement s'il s'agit d'une pulvérisation d'éther, augmenter au contraire par vaso-dilatation s'il s'agit d'un courant d'air chaud ; pendant ce temps, des mouvements de l'aiguille en sens contraire, traduisant des réactions vaso-motrices inverses, se manifestent dans les balances supportant le poids de la tête, du thorax et du tronc. Il est à remarquer que ces variations de poids ne sont pas négligeables ; c'est ainsi qu'après une pulvérisation d'éther étendue sur une jambe, on peut voir le poids des deux membres inférieurs diminuer de 250 grammes et celui de chacun des bras de 25 grammes, alors que le poids abdominal augmente de 200 à 225 grammes, et celui de l'extrémité céphalique de 150 grammes ! Même balancement après les excitations internes provoquées par des lavements ou des boissons, mais de sens inverse, une vaso-dilatation interne avec vaso-constriction périphérique répondant à l'ingestion de boissons chaudes, une vaso-constriction interne avec vaso-dilatation périphérique à une ingestion de boissons glacées. Il résulte de cela que la vaso-constriction périphérique succédant à une impression de froid, même localisée, est capable de déplacer près de 350 grammes de sang de la périphérie vers le centre, soit plus d'un tiers de litre. Comment démontrer de façon plus nette le jeu si varié des vaso-moteurs, et quel jour jeté sur l'étiologie et la genèse de certains phénomènes pathologiques !

Ce qui est vrai en physiologie l'est encore, et d'une façon exaspérée en quelque sorte, sur le terrain pathologique, puisqu'ici l'harmonie des mouvements compensateurs et la synergie des réactions fonctionnelles ont plus de chances d'être troublées ; et il faut s'attendre à voir les différents départements vasculaires réagir chacun d'une façon prédominante, ou même isolée, sous l'influence d'incitations vaso-motrices directes ou de provenance centrale. Pal, en 1905, avait insisté longuement sur la possibilité de ces crises vaso-constrictives localisées, abdominales, thoraciques, cérébrales, ou intéressant les vaisseaux des extrémités (maladie de Raynaud) ; Russel, en 1907, admet aussi que la vaso-constriction peut affecter des territoires très limités (les artères rétiniennes par exemple dans l'empoisonnement par la quinine) et prétend que la répétition de l'hypertonie locale aboutit à l'épaississement et à la sclérose des artères affectées. Presque en même temps, J. Teissier (1908) insistait sur ces hypertensions localisées ou prédominantes et attirait l'attention sur le parallélisme existant entre ces variations anormales de la tension artérielle et les principaux symptômes ou les manifestations organiques de l'artério-sclérose (1).

2° Conséquences des spasmes vasculaires localisés sur la répartition de la pression sanguine. — On connaît la loi générale de la répartition de la pression sanguine dans les conditions normales : décroissance s'effectuant régulièrement de l'aorte jusqu'aux radicules veineuses, en raison directe de l'éloi-

---

(1) A l'hypertension de la *temporale* répondraient toujours, d'après J. Teissier, des manifestations dominantes du côté de l'encéphale (troubles cérébraux localisés ou diffus, phénomènes d'encéphalite, vertiges apoplectiformes, crises comitiales, phénomènes oculaires ou paralysie limitée) ; à l'hypertension de la *pédieuse*, des manifestations limitées aux organes de la région abdominale (artério-sclérose des vaisseaux de l'estomac et de l'intestin, de l'aorte sous-diaphragmatique, du pancréas, etc.) ; à l'hypertension *radiale*, des déterminations scléro-vasculaires de l'aorte thoracique ou des coronaires (angine de poitrine, etc.).

gnement et surtout de la diminution de calibre du vaisseau considéré.

Nous avons vu plus haut, par des mensurations comparatives effectuées chez les animaux, que cette décroissance ne se faisait sentir que très lentement dans des artères assez volumineuses, carotide, humérale, radiale même, et s'accusait rapidement au contraire au niveau des petites artères ou des fines artérioles. Dans ces conditions, que va produire une vaso-constriction intense et localisée, affectant toutes les branches d'une artère importante, de la carotide primitive par exemple ?

Deux phénomènes vont apparaître :

1° Une *augmentation de pression dans le tronc même de la carotide*, par suite de la stase artérielle résultant du rétrécissement de ses branches. La pression carotidienne va s'élever progressivement et va tendre à se rapprocher de la pression de l'aorte, sans la dépasser jamais pourtant car, même après ligature complète de la carotide, la pression à l'intérieur de ce vaisseau arriverait peut-être à égaler, mais non à surpasser la tension intra-aortique.

2° Une *augmentation de la pression générale intra-aortique*, due à ce fait que les branches carotidiennes ne laissant plus passer qu'une quantité minime de sang, cette partie de l'ondée systolique, qui ne pénètre plus dans le système carotidien, va s'accumuler dans le réservoir aortique et augmenter d'autant la tension à son intérieur.

La vaso-constriction localisée dans le territoire d'une artère produit donc d'abord dans cette artère une *hypertension locale* en rapport avec l'intensité de la réaction vaso-motrice ; ensuite, en amont de cette artère, dans les branches plus volumineuses et jusque dans l'aorte, une *hypertension générale* en rapport à la fois avec l'intensité de la réaction vaso-constrictive et aussi avec l'importance du département vasculaire siège de cette réaction — cette hypertension générale devant être d'autant plus marquée que le territoire intéressé sera plus étendu.

Précédemment, nous n'avons appris à connaître les hyper-

tensions locales que par les modifications de la tension générale qu'elles déterminaient. C'est à l'aide du doigtier de Gaertner que Pal appréciait la tension sanguine dans ses crises vasculaires, abdominales ou autres. Or, on peut se demander s'il
ne serait pas possible de constater et de mesurer directement
sur place ces hypertensions locales.

3° Appréciation des hypertensions locales. — Elle a été
tentée par J. Teissier à l'aide de mensurations comparatives,
exécutées avec le sphygmomanomètre de Potain, et portant sur
la radiale, la temporale, la pédieuse (ou la tibiale postérieure).

D'après Potain, le rapport des pressions, prises à l'aide de
son sphygmomanomètre sur ces différentes artères, serait le
suivant :

Radiale	Pédieuse	Temporale
16 à 18 centim. Hg	13 à 15 centim. Hg	8 à 12 centim. Hg

Dans l'hypertension générale (par spasme artério-capillaire
généralisé, par exemple), ces chiffres se surélèvent, mais avec
conservation de leurs rapports qui restent fixes, soit :

Radiale	Pédieuse	Temporale
24 à 26	22	16 à 18

Or, dans certains cas pathologiques, on pourrait, d'après
J. Teissier, observer un non-parallélisme et même une inversion de ces rapports, dénotant une hypertension localisée ou du
moins prédominante dans le territoire de la temporale, de la
pédieuse ou de la radiale. L'auteur a obtenu les chiffres suivants :

Dans l'hypertension temporale :

Temporale	Radiale	Pédieuse
23	19	17
25	22	20
20	15	—
29	21	—

Dans l'hypertension pédieuse :

Pédieuse	Radiale	Temporale
22	18	14
18	18	—
22	18	10-12

Dans l'hypertension radiale :

Radiale	Temporale	Pédieuse
21	14	13
19	12	—

Dans tous ces cas, les manifestations pathologiques se trouvaient superposées au territoire, siège de l'hypertension locale.

Nous avons tenu à citer ces chiffres, obtenus par J. Teissier au cours de ses intéressantes recherches sur le sujet des hypertensions locales, mais il faudrait bien se garder de leur attribuer une valeur absolue que leur auteur n'a du reste jamais songé à leur donner. Si nous prenons en effet des cas d'hypertension temporale, nous trouvons, comme excédent moyen de pression de la temporale sur la radiale, le chiffre de 5 centimètres Hg, excédent qui, si l'on se reporte aux rapports normaux des tensions temporale et radiale, se transforme en réalité en un excédent de 10 centimètres Hg. Or, si fort que soit le spasme périphérique dans le domaine de la temporale ou de la carotide, le chiffre de la tension intra-aortique reste, par hypothèse, toujours bien supérieur au chiffre de la tension temporale, ce qui conduit à admettre une chute de pression certainement très exagérée de l'aorte à la radiale. En réalité, il faut voir dans ces chiffres une indication précieuse, pouvant conduire à dépister une hypertension locale, non une mensuration même approximative de cette hypertension, car ils participent, là comme toujours, de la surestimation et surtout de la surestimation si variable, suivant les sujets et les régions, de l'appareil de Potain.

Cette surestimation dépendant surtout de la configuration de la région sur laquelle le sphygmomanomètre de Potain est appliqué, on comprend qu'à moins d'écarts très considérables, les chiffres obtenus n'auront vraiment de valeur que s'ils traduisent des *modifications dans des rapports préalablement constatés chez un individu donné*, à condition bien entendu que ces modifications excèdent la limite d'erreurs permises d'une mensuration à l'autre.

§ 3. — **Modifications de la « pente de la tension » dans un même territoire vasculaire (1).**

Il ne s'agit plus maintenant de mesurer la tension systolique générale ou même la tension systolique locale, mais d'étudier la façon dont se comporte la pression sanguine à des niveaux différents d'un même territoire vasculaire : par exemple, pour le bras, à l'*humérale*, à la *radiale*, aux *artères digitales*. Nous allons voir quelles indications cette mensuration comparative est susceptible de fournir.

1o **La « pente de la tension » indique la vitesse de la circulation.** — Il suffit, pour s'en convaincre, d'expérimenter avec l'appareil de Bernouilli, si précieux toutes les fois qu'il s'agit de voir clair dans l'interprétation à donner des différents phénomènes concernant la tension des liquides. Supposons donc un réservoir communiquant, par sa partie inférieure, avec un tube horizontal sur lequel sont branchés verticalement 5 ou 6 piézomètres, et une hauteur de liquide constante dans le réservoir. Lorsque le robinet qui termine le tube horizontal est fermé, l'eau monte dans les piézomètres exactement au niveau du réservoir, par suite du principe des vases communicants

(1) Ce chapitre est la reproduction d'un article écrit pour le Livre jubilaire du Professeur J. Teissier.

et la vitesse du liquide dans le tube horizontal est absolument

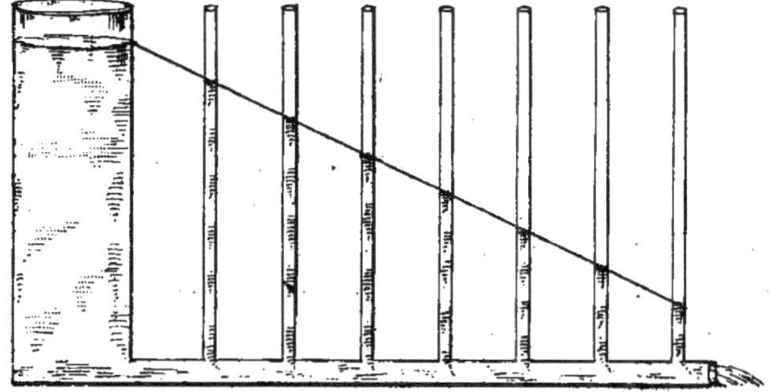

Fig. 59. — *Appareil de Bernouilli.* Faible pente de tension, par suite de la vitesse minime de la circulation causée par le rétrécissement de l'extrémité du tube horizontal.

nulle. Ouvrons le robinet, légèrement d'abord : en même temps que le liquide s'écoule au dehors, une certaine dénivellation s'établit entre les divers piézomètres, par suite de la consom-

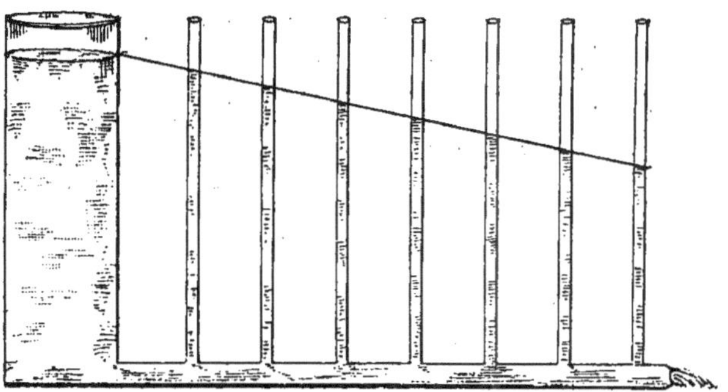

Fig. 60. — *Appareil de Bernouilli.* Pente de tension très accusée, traduisant la vitesse de la circulation et l'écoulement facile du liquide par l'extrémité du tube largement ouvert.

mation de force vive se produisant entre chacun d'eux, du fait des résistances à l'écoulement du liquide ; à une certaine vitesse correspond donc une certaine « pente » des niveaux piézométriques. Ouvrons davantage encore et, avec le débit croissant du tube, nous allons voir la pente des niveaux piézométriques s'incliner encore plus, suivant une loi que Marey a formulée ainsi : « La différence des niveaux de 2 piézomètres consécutifs est proportionnelle au carré de la vitesse d'écoulement. » (Tr. du Laboratoire, 1875.)

D'autres conditions sont encore capables de faire varier la

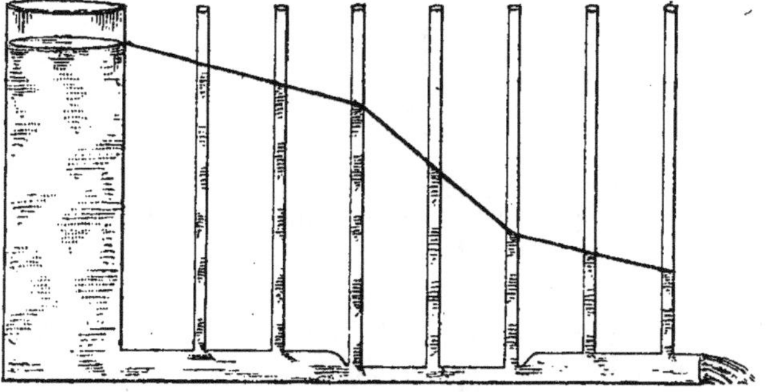

FIG. 61. — *Appareil de Bernouilli.* Pente de tension très accusée correspondant non à une augmentation dans la vitesse de la circulation, mais à un rétrécissement localisé du tube horizontal.

pente des niveaux, à savoir un rétrécissement brusque ou le calibre plus petit du tube situé entre 2 piézomètres, car tout obstacle à la circulation exige une plus grande consommation de force motrice (1). Mais, avec un tube de calibre constant, « tout changement dans la pente des niveaux piézométriques exprimera un changement dans la vitesse d'écoulement, quelle qu'en soit la cause ». (Marey, *ibid.*)

2° **Intérêt qu'il y aurait à connaître la vitesse de la circulation.** — Il est facile de comprendre que la mesure de la pression seule ne donne absolument aucune indication sur l'état de

(1) Dans un cas que nous avons observé d'anévrysme de l'aorte avec compression de la sous-clavière gauche, la pression dans l'humérale gauche était de 74 millimètres Hg seulement, alors qu'elle était dans l'humérale droite de 111 millimètres Hg.

la circulation ou le débit d'un système quelconque. Dans un appareil de Bernouilli, c'est lorsque le liquide ne circule pas du tout que la pression est le plus élevée, et cette pression baisse au contraire quand apparaît ou augmente l'écoulement.

Lorsque le liquide s'écoule, les niveaux piézométriques peuvent s'élever soit sous l'influence d'une charge plus haute, soit sous celle d'une augmentation de résistance — deux causes qui produisent des effets exactement inverses sur le débit du système. Moritz a montré récemment qu'avec une même pression de 84 centimètres d'eau dans le tube piézométrique d'un appareil de Bernouilli, on pouvait avoir un écoulement (en un quart de minute) de 87 centimètres cubes ou de 24 centimètres cubes d'eau, suivant que cette pression était obtenue par une variation de la charge ou une variation des résistances ! Ce qui est vrai de l'appareil de Bernouilli est tout aussi exact de l'appareil vasculaire. Là aussi, les résistances périphériques, tout comme une action cardiaque plus énergique, peuvent faire monter la tension, et nous avons vu plus haut à propos de l'hypertension par stase veineuse que, dans la plupart des cas de lésions valvulaires ou d'emphysème du cœur droit, c'est au moment où l'état de la circulation est le plus défectueux que la pression est le plus élevée, et que cette pression baisse au contraire après administration de la digitale et amélioration de l'état fonctionnel !

Aussi, pour prendre une idée exacte de la circulation, faut-il de toute nécessité faire intervenir, à côté de la pression du sang, un second facteur, la vitesse du sang. « Pour juger des changements qui se produisent dans le cours du sang, écrit Marey, pour faire la part de ce qui tient à des modifications dans le travail du cœur et de ce qui dépend des changements survenus dans le diamètre des capillaires, il ne faut pas se borner à l'emploi du manomètre, mais étudier à la fois la vitesse et la pression du sang... On connaîtra l'état de la circulation du sang, lorsqu'il sera déterminé par ses deux facteurs : la pression et la vitesse. » Et, plus loin, il ajoute encore : « On ne doit pas, d'après une seule variation du niveau d'un manomètre, conclure à la production d'un changement dans l'activité cardiaque ou dans la résistance des capillaires. »

3° Résultats fournis par l'étude de la pente de la tension. — Les documents sur lesquels nous pouvons nous appuyer sont assez restreints, mais sont cependant susceptibles de fournir quelques indications. Les auteurs qui se sont occupés de mesures comparatives à l'aide d'appareils divers (notamment du Potain et du Gaertner), Bouloumié et à sa suite Rilliet, Mengeaud, Amblard, Finck, ont été frappés de ce fait que les chiffres obtenus étaient loin de varier toujours parallèlement les uns aux autres. Ce qu'il importe de considérer dans ces cas, comme le fait remarquer Bouloumié, ce n'est pas la grandeur absolue des écarts existant entre deux chiffres, mais les variations des *rapports de tension.* Cet auteur admet que le chiffre du Gaertner est à celui du Potain comme 2 est à 3, si bien que le rapport de tension normale serait de 2/3. Ce rapport est augmenté lorsqu'il se rapproche de l'unité, diminué au contraire, lorsqu'il s'en éloigne. En comparant les chiffres obtenus à l'aide des divers appareils aux niveaux des tubes piézométriques de l'appareil de Bernouilli, on peut dire, plus simplement peut-être, que la *pente de la tension* diminue dans le premier cas, augmente dans le second.

L'augmentation de la pente de tension, c'est-à-dire l'accroissement de l'écart proportionnel entre les chiffres du Potain et du Gaertner, a été notée par Bouloumié surtout dans des cas de tension artérielle élevée, chez des vieillards et chez des sujets à artères dures. Rilliet a insisté sur sa fréquence chez les individus atteints de néphrite chronique. Enfin Wybauw et plus récemment Heitz, en comparant les chiffres fournis par le Gaertner et le Riva-Rocci, l'ont signalée à la suite d'administration de bains carbo-gazeux (1).

(1) Heitz cite même chez un mitral décompensé les chiffres suivants : avant la cure, Riva-Rocci 132, Gaertner 14 ; après la cure, Riva-Rocci 150, Gaertner 10.

La *diminution de cette pente de tension* a été rencontrée surtout dans des cas d'affaiblissement cardiaque au moment où la tension artérielle s'abaisse (Bouloumié), dans les cardiopathies artérielles lors du fléchissement du cœur (Amblard), ou encore « au moment où sont le plus marqués les symptômes respiratoires, urinaires et surtout les stases et les œdèmes » (Finck). De plus, A. Lagrange a insisté récemment sur sa présence dans le rétrécissement mitral au moment de la phase de décompensation.

4º Critique et causes d'erreurs. — Il est assez curieux de voir que les chiffres recueillis par d'assez nombreux observateurs, en dehors de toute idée préconçue, lors des mensurations de la pression systolique en divers points d'un même département vasculaire, confirment assez bien les idées théoriques que l'on pouvait se faire sur ce sujet et d'après lesquelles la pente de tension serait un indicateur de la vitesse de la circulation. Nous avons vu cette pente s'abaisser, en effet, dans les cas où la circulation paraissait bonne, s'élever au contraire lorsque les obstacles de la périphérie (œdèmes, congestion veineuse) venaient ralentir sa vitesse.

Cependant, avant de conclure à la légère en pareil sujet et afin d'éviter les interprétations inexactes, il importe d'être fixé d'une façon plus précise sur les *rapports normaux* existant entre les chiffres fournis par les divers procédés d'exploration de la pression systolique. Pour cela, chez une soixantaine d'individus des deux sexes, soit normaux, soit atteints d'affections les plus diverses, nous avons mesuré la pression systolique au membre supérieur gauche : 1º au *bras*, à l'aide de la méthode de Riva-Rocci (manchette large de Recklinghausen) ; 2º à la partie inférieure de l'*avant-bras*, à l'aide du sphygmomanomètre de Potain ; 3º au *doigt* enfin (2ᵉ phalange) avec le doigtier de Gaertner.

A. RAPPORT POTAIN-GAERTNER. — En pratiquant nos mensurations avec beaucoup de soin, en prenant chaque fois une moyenne entre un minimum de trois déterminations successives, en fixant le chiffre du Potain au moment précis de la disparition des pulsations radiales et celui du Gaertner au moment où se manifestait la première rougeur des doigts, même en un point très limité, mais indiquant très nettement le retour du sang (1), en nous servant enfin pour toutes ces mensurations d'un même manomètre métallique, nous avons obtenu les résultats suivants :

a) Gaertner inférieur au Potain. — C'est le cas de beaucoup le plus commun, on pouvait du reste le prévoir, les chiffres normaux indiquant 12 à 13 pour le Gaertner, 17 à 18 pour l'appareil de Potain. Sur nos 63 sujets, le chiffre du Potain était supérieur à celui du Gaertner 49 fois, soit dans 78 p. 100 des cas. Chez ces 49 malades, l'écart entre les deux chiffres était très variable et, en réduisant chaque fois le chiffre de Potain à 10, ce *rapport Gaertner < Potain* pouvait être calculé ainsi : 9/10 (7 fois), 8/10 (20 fois), 7/10 (13 fois), 6/10 (7 fois), 5/10 (2 fois) (2).

b) Gaertner égal au Potain. — Cette égalité se trouvait réalisée chez 7 sujets, soit dans 11 p. 100 des cas.

c) Gaertner supérieur au Potain. — Cette inversion de rapport normal a été notée également dans 7 cas, soit avec la même proportion de 11 p. 100. La surestimation donnée par le Gaertner sur le Potain était toujours extrêmement minime, 4 fois un demi-centimètre Hg. 2 fois 1 centimètre Hg, 1 fois 2 centimètres Hg, mais des mensurations répétées ne pouvaient laisser aucun doute sur la réalité de ce *rapport Gaertner > Potain* 11/10.

(1) C'est grâce à cela sans doute et aussi à la lenteur systématique de la décompression, que nous n'avons jamais obtenu de chiffres du Gaertner si bas qu'Amblard, notamment les chiffres 6 à 8 au Gaertner correspondant à des valeurs de 20 à 30 au Potain.

(2) Dans ces rapports, nous avons, pour plus de simplicité, négligé les décimales. Chaque fraction par conséquent indique un chiffre un peu inférieur au chiffre réel : la fraction 8/10 indique par exemple que le chiffre du Gaertner pouvait être un peu supérieur et compris entre 8/10 et 9/10 de celui fourni par le Potain.

Nous avons cherché à nous rendre compte de la cause d'une si grande variabilité, chez les différents sujets, de ce rapport Gaertner-Potain, qui fait que le premier de ces chiffres, d'ordinaire très nettement inférieur au second, peut lui devenir égal ou même supérieur. L'âge des sujets n'a absolument aucune importance, la maladie non plus, le chiffre de tension pas davantage (1); le sexe a peut-être une légère influence, car sur 14 cas d'égalité ou de surestimation du Gaertner sur le Potain, nous trouvons 9 hommes et 5 femmes (alors que notre statistique comprend 30 hommes et 33 femmes).

Mais toujours, ou à peu près toujours, nous avons pu trouver l'explication de ces variations dans la *configuration anatomique de l'avant-bras et la facilité plus ou moins grande de compression de la radiale*. Plus la radiale est superficielle, plus les téguments sont amincis, et plus surtout (car c'est là le fait essentiel) la présence d'un lit radial large et résistant facilite l'écrasement et la compression directe de l'artère, sans lui permettre de fuir en dehors entre le tendon du grand palmaire et ce plan radial, plus le chiffre du Potain a de la tendance à s'abaisser et à se rapprocher de celui du Gaertner. Cela est si vrai que, dans la plupart des cas, d'après la simple inspection et palpation de la partie inférieure de l'avant-bras et de la radiale, nous pouvions d'avance annoncer la valeur approximative de l'écart : écart considérable avec un avant-bras gras ou rondelet, avec radiale fuyant facilement sous le tendon du grand palmaire et comprimée seulement latéralement par l'ampoule; écart minime ou même négatif dans le cas d'une artère volumineuse ou non, mais bien perçue, superficielle, et facilement écrasable sans déplacement latéral sur un large lit osseux. Ces dernières conditions étant plus souvent réunies

(1) Pour prendre les deux extrêmes, nous avons comparé ces rapports de tension dans 16 cas de néphrite aiguë ou chronique, à pression élevée, et chez 15 bacillaires à pression basse : nous avons trouvé absolument la même proportion de rapports élevés ou abaissés dans ces deux catégories de malades.

chez l'homme que chez la femme, on s'explique que ces cas d'égalité ou de rapport inverse soient plus fréquents chez l'homme, comme nous l'avons vu plus haut. Le chiffre fourni par l'appareil de Potain accuse toujours une surestimation considérable sur le chiffre de la pression réelle à l'intérieur de la radiale (16 à 18 centimètres Hg, au lieu de 10 à 11) ; et c'est la diminution de cette surestimation, par suite des conditions favorisant l'écrasement de la radiale, qui tend à abaisser le chiffre du Potain et à le rapprocher de celui du Gaertner.

Dans quelques faits cependant, la tendance du rapport à l'égalité ne paraissait pas dépendre de cette cause, mais tenir plutôt à ce que le chiffre du Gaertner se haussait en quelque sorte jusqu'à celui du Potain. C'est le cas notamment lorsqu'il s'agit de doigts très grêles : si l'on ne dispose que d'un seul anneau de Gaertner (celui de l'appareil de Bouloumié par exemple), cet anneau se trouve trop large, comprime moins efficacement la phalangine et permet le retour du sang à une pression relativement élevée. L'élévation du chiffre du Gaertner peut encore tenir à d'autres causes, vascularisation capillaire facile de la pulpe ou finesse extrême de la peau, qui permettent de saisir plus rapidement le passage de la première ondée sanguine.

Nous pouvons donc conclure que les variations individuelles du rapport Potain-Gaertner sont en grande partie sous l'influence des différences de configuration anatomique des régions explorées (avant-bras, doigts), différences dont la conséquence est de *faire tendre ce rapport à l'unité*, soit en abaissant le chiffre du Potain, ce qui paraît le cas le plus commun, soit en élevant celui du Gaertner.

B. RAPPORT GAERTNER-RIVA-ROCCI. — La comparaison des chiffres de pression systolique obtenus à l'aide de la méthode de Riva-Rocci et de l'anneau de Gaertner devrait être, semble-t-il, particulièrement précieuse puisque, dans les deux cas, se trouve utilisé le même procédé de compression vasculaire pneumatique; et cependant, là aussi, nous allons voir que les variations individuelles sont nombreuses. Sur 61 cas nous avons noté :

Gaertner > Riva-Rocci : 42 fois.

avec une proportion exacte, en réduisant à 10 le chiffre du Gaertner, de 9/10 (19 fois), 8/10 (13 fois), 7/10 (7 fois), 6/10 (3 fois);

Gaertner = Riva-Rocci : 4 fois.
Gaertner < Riva-Rocci : 17 fois.

soit, avec une réduction du chiffre du Riva-Rocci à 10 : 9/10 (12 fois), 8/10 (5 fois).

Il est bien difficile de préciser, dans chaque cas, la cause de ces variations individuelles. Le sexe n'a aucune influence appréciable. Le chiffre de la tension en a peut-être une; c'est ainsi que chez 13 tuberculeux hypotendus, 13 fois le chiffre du Riva-Rocci était inférieur à celui du Gaertner. Mais ce même rapport peut se voir chez des hypertendus et, dans 18 cas de néphrites aiguës ou chroniques, nous avons noté le chiffre du Riva-Rocci inférieur dans 10 cas et supérieur dans 8 cas à celui du Gaertner.

Il semble qu'il faille incriminer, pour expliquer ces divergences, soit les dispositions anatomiques différentes des parties sur lesquelles porte l'exploration (épaisseur des parties molles au niveau du bras, diamètre de la phalangine), soit encore la résistance, variable avec la tonicité et les altérations scléreuses, des parois artérielles à l'écrasement, ou la perméabilité plus ou moins grande des réseaux capillaires. Nous avons vu qu'à l'état normal, la méthode de Riva-Rocci (d'après les vérifications expérimentales d'Otfried Müller et Blauel) donne une surestimation de 7,5 p. 100 en moyenne sur le chiffre de la pression intra-humérale ou intra-radiale, et que le chiffre donné par le Gaertner est peut-être de 30 à 40 p. 100 plus élevé que celui de la pression intra-artériolaire. Or ces surestimations ne sont pas fixes, mais susceptibles de présenter des variations assez étendues suivant les conditions énumérées plus haut. Suivant le sens dans lequel s'opéreront ces variations, au doigt et au bras, on verra les rapports des deux tensions s'éloigner, se rapprocher et même chevaucher — en admettant naturellement que plus les chiffres indiqués par le Riva-Rocci ou par le Gaertner tendront à se rapprocher respectivement de la tension réelle humérale ou artériolaire, plus le rapport Gaertner $<$ Riva-Rocci aura de tendance à s'accuser.

C. Rapport Potain-Riva-Rocci. — A l'état normal, on admet que la pression systolique est au Potain de 16 à 18 centimètres Hg, pour une tension de 11 à 12 au Riva-Rocci. C'est dire que ce dernier chiffre doit être toujours très inférieur à celui obtenu avec le Potain. C'est en effet ce que nous avons trouvé dans la presque totalité de nos cas, dans 59 sur 63, avec les écarts suivants : 9/10 (7 fois), 8/10 (19 fois), 7/10 (17 fois), 6/10 (13 fois), 5/10 (3 fois).

Dans 4 cas cependant, nous avons trouvé le chiffre du Potain égal (1 fois) ou même légèrement supérieur (1/2 centimètre Hg à 1 cm. 5 Hg) à celui obtenu par le procédé de Riva-Rocci. Dans tous ces cas, sans exception, il s'agissait d'avant-bras très maigres, avec radiale particulièrement facile à écraser, ce qui prouve bien que, là encore, c'est la diminution de la surestimation normale donnée par le Potain qui tend à ramener à l'unité le rapport Potain-Riva-Rocci.

D. Rapports Potain-Gaertner-Riva-Rocci. — Avec les chiffres normaux de tension, 17 à 18 pour le Potain, 12-13 pour le Gaertner, 11-12 pour le Riva-Rocci, l'écart extrême est de 6 à 7 centimètres Hg. Cet écart, ayant tendance à augmenter proportionnellement à l'accroissement de la tension, peut atteindre les chiffres considérables de 10 à 12 centimètres.

Cependant, les chiffres du Gaertner et du Riva-Rocci sont en général assez rapprochés, et pour peu que celui obtenu avec le Potain baisse à son tour pour les raisons que nous avons signa_ lées plus haut, on obtient trois chiffres situés presque sur le même niveau. C'est ainsi que, dans 13 cas sur 63, l'écart extrême de ces trois chiffres n'excédait pas 3 centimètres Hg, et que dans un cas même il y avait une égalité absolue entre eux.

5° **Conclusions.** — 1° Il n'est pas impossible que l'étude des rapports de tension puisse donner quelques renseignements sur la vitesse de la circulation ;

2° Étant donnée l'extrême variabilité individuelle de ces rapports de tension, on ne pourra, en aucun cas, comme n'ont pas hésité à le faire certains auteurs, tirer des conclusions après un seul examen ;

3° Seule la constatation, à quelques jours d'intervalle, de *variations dans ces rapports de tension* pourrait avoir quelque importance et donner des renseignements sur la pente réelle de la tension et la vitesse de la circulation, à condition toutefois que l'amplitude de ces variations dépasse vraiment celle des erreurs possibles.

CHAPITRE II

VALEUR DE LA DÉTERMINATION DE LA TENSION DIASTOLIQUE

La détermination de la pression diastolique, plus difficile à effectuer que celle de la pression systolique, est, disons-le de suite, d'un intérêt pratique bien moindre. Sa connaissance permet cependant de prendre une notion plus exacte des phénomènes de la circulation, de se rendre compte du *taux de la pression constante*, de substituer au tracé sphygmographique banal un *sphygmogramme absolu*, de donner la valeur exacte de la *pression du pouls*, et même de se livrer à certains calculs sur *le volume de l'ondée systolique ou le travail du cœur*.

1° **Taux de la pression constante.** — Le chiffre de la tension diastolique indique, d'une façon exacte, le degré de pression qui règne à l'intérieur de l'artère dans le moment précis qui précède l'afflux systolique, c'est-à-dire lorsque le retrait de la paroi artérielle a fini d'injecter le système vasculaire périphérique. Ce taux de la pression constante ne peut à lui seul fournir d'indications précises, car il dépend de trop de facteurs : volume de l'ondée systolique, élasticité de la paroi artérielle, état des résistances périphériques, rapidité du cœur, etc. Il donne cependant quelque idée du degré de réplétion ou d'encombrement du système artériel : c'est pourquoi il tend à s'accroître lorsque diminue la perméabilité des vaisseaux périphériques et augmente la tension veineuse, comme dans les cas de gêne de la circulation du cœur droit ; et tend, au contraire, à s'abaisser quand cette perméabilité augmente ou lorsqu'il existe une fuite artérielle volumineuse, comme dans l'insuffisance aortique.

Les variations de la pression minima sont d'ordinaire de même sens que celles de la pression systolique; mais elles sont bien loin d'être toujours d'amplitude égale, ou même seulement de leur être proportionnelles. C'est précisément à cette discordance que sont dues, comme nous le verrons, les variations de la pression du pouls.

2° **Sphygmogramme absolu.** — La courbe sphygmographique simple donne une image des variations de la tension à l'intérieur de l'artère sur laquelle on recueille le tracé, mais une image incomplète et inexacte : *incomplète*, car il manque au tracé une sorte de piédestal figurant la pression constante sur laquelle vont s'inscrire les variations dues au phénomène du pouls ; *inexacte*, parce que, même dans le dessin de ces variations de la pression, les ordonnées de la courbe sont imprécises et changeantes, et que la hauteur du tracé, au lieu d'être en rapport en chaque point seulement avec la hauteur de la pression sanguine variable, dépend en réalité de conditions aussi multiples que contingentes (dureté du ressort, mode d'application de l'instrument, état de la paroi artérielle et des parties interposées, etc.). Comme on l'a dit bien souvent, la courbe sphygmographique est une courbe de pression dont on ne connaît pas la valeur absolue.

Or, la connaissance exacte des chiffres de pression qui correspondent au sommet et à la base de la pulsation va nous permettre de restituer à la courbe sphygmographique ses véritables ordonnées, et de dresser ce que Sahli a appelé, en 1904, le sphygmogramme absolu.

Il suffit pour cela de disposer de papier quadrillé au centimètre et au millimètre, sur lequel les temps vont s'inscrire en abcisses et les pressions en ordonnées.

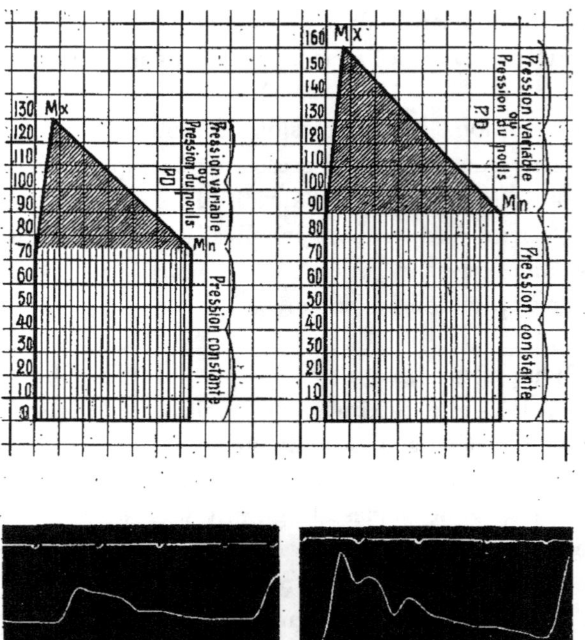

Fig. 62. — *Construction du sphygmogramme absolu*. Le premier sphygmogramme a été construit d'après le tracé d'un sujet normal (tension systolique 130, tension diastolique 75), le second d'après le tracé d'un brightique à hypertension modérée (tension syst. 160, tension diast. 90). Sur la ligne des ordonnées, chaque division répond à 1 centimètre Hg ; sur la ligne des abcisses ou du temps, deux divisions correspondent à un cinquième de seconde. La partie du sphygmogramme à striation foncée et oblique figure la pression variable PD et peut être superposée au tracé sphygmographique ; le soubassement à striation claire et verticale correspond à la pression constante.

La *base de la pulsation* se trace sur la ligne des abcisses à raison de 1 centimètre par 1/5 de seconde (division qu'il est facile de calculer avec le sphygmographe de Jaquet). Le *sommet de la pulsation* sera marqué sur une ligne correspondant à la pression systolique (à raison de 5 millimètres par 1 centimètre

Hg), en un point qu'on calculéra sur la ligne des abcisses par la distance exacte qui sépare sur le tracé la base de la pulsation de son sommet ; la *ligne d'ascension* et la *ligne de descente* se tra-

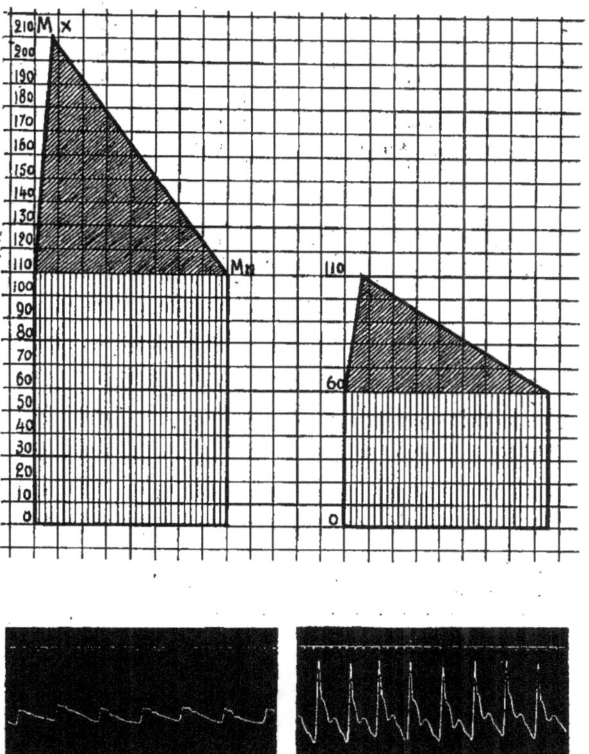

Fig. 63. — *Superposition de sphygmogrammes absolus et de tracés sphygmographiques,* chez un brightique hypertendu et un bacillaire à tension à peu près normale, montrant que l'amplitude du tracé sphygmographique est loin d'être toujours en rapport avec la tension artérielle.

ceront aisément en reliant le sommet au point de début ou de terminaison de la pulsation sur la ligne correspondant au chiffre de la pression diastolique. On néglige d'ordinaire les accidents de la ligne de descente, comme le dicrotisme, que l'on pourrait cependant inscrire sur une ligne de tension intermédiaire à la pression systolique et diastolique, et proportionnelle à la situation exacte de cet accident. Ce sphygmogramme absolu pré-

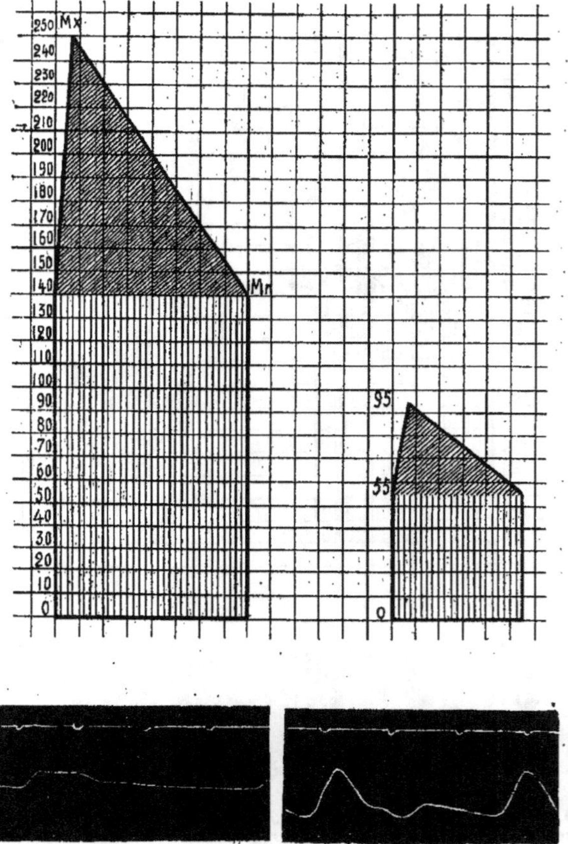

FIG. 64. — *Superposition de sphygmogrammes absolus et de tracés sphygmographiques*, recueillis chez un brightique extrêmement hypertendu et un bacillaire hypotendu, accusant encore plus nettement le contraste existant entre l'amplitude du tracé sphygmographique et la valeur réelle de la tension artérielle.

sente l'avantage de donner l'*image exacte des variations de la tension sanguine à l'intérieur de l'artère*, alors que le tracé sphygmographique n'en offrait qu'une image imparfaite et déformée. Il suffit du reste, pour s'en rendre compte, de comparer certains sphygmogrammes absolus aux tracés sphygmographiques correspondants.

De plus, comme le fait remarquer Sahli, le sphygmogramme absolu est seul capable de donner une mesure exacte de ce qu'on appelle la vitesse ou la lenteur de la pulsation (*pulsus celer, pulsus tardus*). Il est impossible, en effet, sur un tracé ordinaire, de juger de l'inclinaison et de l'obliquité véritables de la ligne d'ascension, car cette obliquité dépend de la hauteur du tracé qui elle-même relève de facteurs multiples. Avec le sphygmogramme absolu, la hauteur du tracé est absolument fixe, correspondant à la valeur de la pression systolique, et il est alors possible de juger du degré d'inclinaison exact de cette ligne d'ascension.

3° **Valeur de la pression du pouls, PD, et de la pression moyenne.** — On donne le nom de *pression du pouls* (*pression variable* de Marey, *pulse pressure* d'Erlanger et Hooker, *Pulsdruck* de Strasburger) à l'écart existant entre les pressions maxima et minima. C'est dire que son calcul sera d'une extrême simplicité si l'on connaît ces deux valeurs. Si l'on désigne, comme le font les Allemands et comme l'ont déjà fait à leur suite beaucoup d'auteurs français, la pression du pouls par PD (Pulsdruck) et la pression maxima par Mx, la pression minima par Mn, on aura l'équation ;

$$PD = Mx - Mn$$

La valeur de PD, à l'état physiologique et chez un homme adulte normal, est de 40 à 50 millimètres Hg, car elle peut varier de plusieurs millimètres d'un individu à l'autre, et aussi chez un même individu suivant le moment de la journée, la position, la rapidité des bruits du cœur, etc.

A l'état pathologique, les variations de la valeur de PD peuvent être extrêmement étendues, par suite de non-parallélisme des modifications des tensions systolique et diastolique.

D'une façon générale, on peut dire que la pression du pouls tend à s'élever quand la pression systolique augmente et à s'abaisser quand la pression systolique diminue, car le niveau

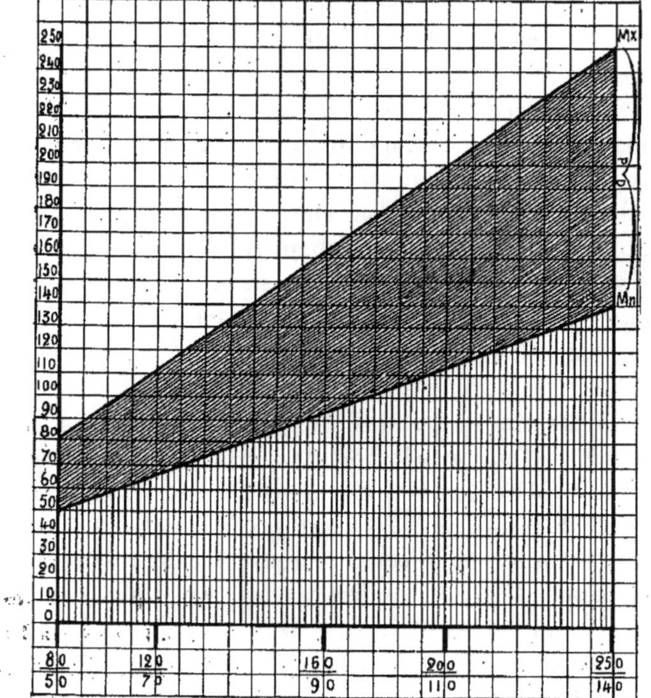

Fig. 65. — *Figure schématique destinée à montrer l'augmentation progressive de la valeur de la pression du pouls PD, au fur et à mesure de l'élévation de la pression sanguine.* Les chiffres inférieurs montrent les fractions que nous avons obtenues le plus souvent, chez les hypotendus, les individus normaux, les brightiques ou les hypertendus divers, en nous servant de la méthode de Riva-Rocci (avec manchette de 12 centimètres) pour la détermination de la pression systolique, de la méthode oscillatoire pour la détermination de la pression diastolique.

de la pression diastolique subit des oscillations bien moindres que celui de la tension systolique. C'est ainsi que dans la néphrite chronique, les altérations artérielles, où la tension systolique s'élève considérablement, la pression du pouls peut atteindre des valeurs de 60, 80 et même dépasser 100 millimètres Hg ;

alors que, chez certains bacillaires ou cachectiques hypotendus, cette pression du pouls s'abaisse fréquemment à 30 ou même 25 millimètres Hg.

Il faudrait cependant se garder de croire qu'à une même ten-

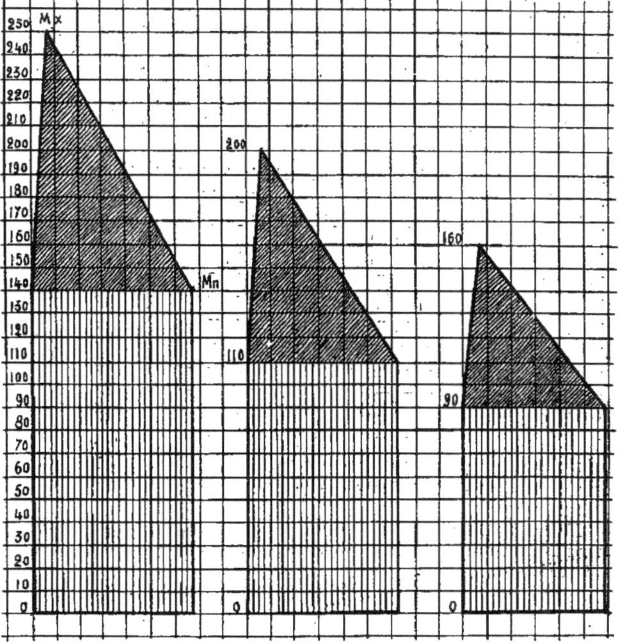

Fig. 66. — *Exemples d'énorme, grande et moyenne hypertension artérielle chez des malades atteints de néphrite chronique.* Pour des pressions systoliques de 250, 200, 160 millimètres Hg, la pression du pouls atteint les valeurs de 110, 90, 70 millimètres Hg.

sion systolique corresponde toujours une même pression du pouls, et c'est ce qui fait précisément l'intérêt de l'étude de la pression variable. Les rapports signalés et figurés plus haut entre les chiffres de pression systolique et diastolique ne sont que l'expression d'une moyenne, qui se trouve assez fidèlement réalisée dans la majorité des cas d'hypertension, mais qui cependant souffre des exceptions. Suivant les cas, et pour

une pression systolique donnée, on peut voir la ligne de niveau
de la pression variable s'abaisser ou s'élever, et figurer ainsi,
— qu'on nous permette l'expression — de véritables hypotensions ou hypertensions diastoliques. — C'est dans l'insuffisance
aortique que l'*hypotension diastolique* se trouve réalisée au
maximum. L'abaissement extrême de la ligne de niveau de la
pression variable s'explique aisément par ce fait qu'en même
temps que le sang projeté par le ventricule trouve un écoulement facile à la périphérie, le réservoir aortique présente une

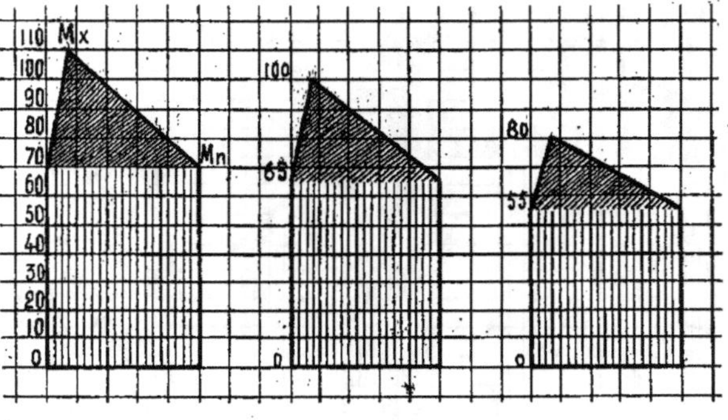

Fig. 67. — *Exemples d'hypotension artérielle modérée, moyenne et très marquée
chez des malades atteints de tuberculose pulmonaire.* La pression du pouls tombe
à 40, 35, 25 millimètres Hg.

fuite qui permet au sang de refluer en masse dans le ventricule.
De là, pour des pressions systoliques minimes, ces énormes
pressions du pouls signalées par tous les auteurs et que nous
figurons chez trois de nos malades dans le tableau de la figure 68.
Il est même rationnel de penser que le degré de l'abaissement
de la pression diastolique doit être jusqu'à un certain point proportionnel aux dimensions du pertuis sigmoïdien. — L'*hypertension diastolique* nous a paru le plus nettement réalisée dans
des cas d'hypertension artérielle modérée, par néphrite chronique ou subaiguë par exemple, dans lesquels il existait parallèlement une gêne notoire et précoce dans le fonctionnement du
cœur droit, comme en témoignaient du reste la dyspnée mar-

quée, la cyanose, les battements veineux des jugulaires, le gros
foie, le souffle tricuspidien. Il en était ainsi chez deux des malades
dont nous figurons le sphygmogramme absolu dans le tableau
de la figure 69 ; chez le troisième il existait, en même temps
qu'une néphrite subaiguë indéniable, un rétrécissement mitral
très net qui certainement devait opposer un obstacle marqué
à la circulation droite.

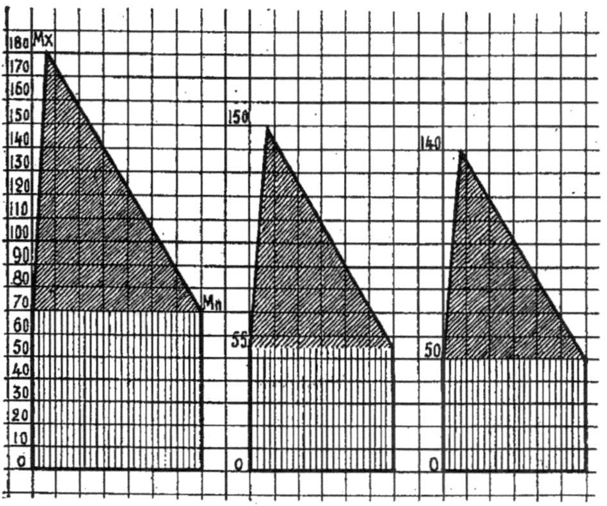

Fig. 68. — *Hypotension diastolique dans l'insuffisance aortique.* Le premier sphygmogramme provient d'un malade de 65 ans atteint d'insuffisance aortique sans
doute athéromateuse, les deux autres de malades plus jeunes (33 et 35 ans)
présentant une insuffisance aortique syphilitique.

On voit par là les notions vraiment importantes que sont susceptibles de fournir les variations diverses de la pression diastolique. Ces variations permettent de dévoiler et d'isoler, sous
une pression systolique uniforme, des *types circulatoires* très
différents qui sont vraiment du plus grand secours pour la
compréhension exacte des phénomènes de la circulation. Nous
n'en citerons qu'un exemple. Nous avons en ce moment
dans notre service trois malades à peu près du même âge qui,
à ne considérer que leur pression systolique oscillant entre 150 et

160 (au Riva-Rocci), peuvent être classés sous la rubrique générale et uniforme d'hypertendus moyens. Mais quelle différence
entre eux, si l'on considère le chiffre de la pression diastolique !
Tandis que chez l'un d'entre eux, atteint de néphrite banale,
la pression diastolique marque 90 millimètres, laissant une près-
sion du pouls de 70 millimètres normale pour ce degré d'hypér-
tension, cette pression diastolique s'élève à 130 chez un autre
souffrant d'une néphrite subaiguë avec retentissement précoce

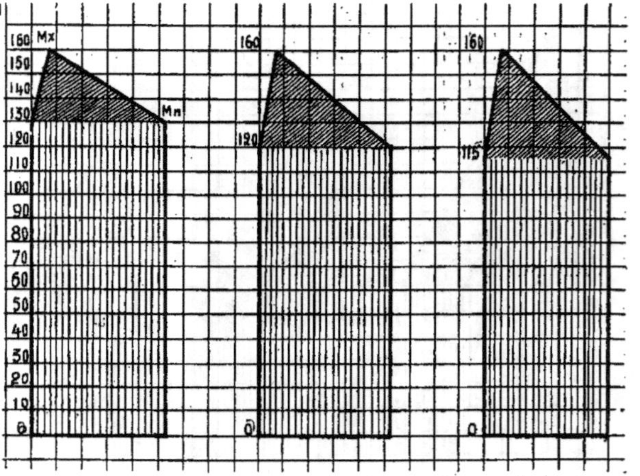

Fig. 69. — *Hypertension diastolique.* Les deux premiers sphygmogrammes pro-
viennent de malades jeunes (30 et 35 ans) atteints de néphrite subaiguë avec
retentissement précoce et marqué sur le cœur droit ; le troisième d'une malade atteinte de néphrite coexistant avec un rétrécissement mitral.

et marqué sur le cœur droit, et s'abaisse à 55 millimètres chez le
troisième, entré pour une insuffisance aortique syphilitique, déli-
mitant ainsi des valeurs extrêmes de PD de 30 à 100 millimètres !
A côté de ces cas typiques, où le diagnostic s'inscrit en quelque
sorte sur le sphygmogramme absolu et peut se lire sur la simple
énumération des chiffres de tension, il en est d'autres très nombreux où ces écarts, pour être moins marqués, n'en donnent pas
moins des notions précieuses sur l'état de vacuité ou de réplétion
du système artériel, et par conséquent sur l'état de la circulation.

Quant à la *pression moyenne*, à la connaissance de laquelle certains auteurs ont attaché une grande importance comme représentant la force « moyenne » sous laquelle s'effectue l'injection du système artério-capillaire, elle se calcule aisément en

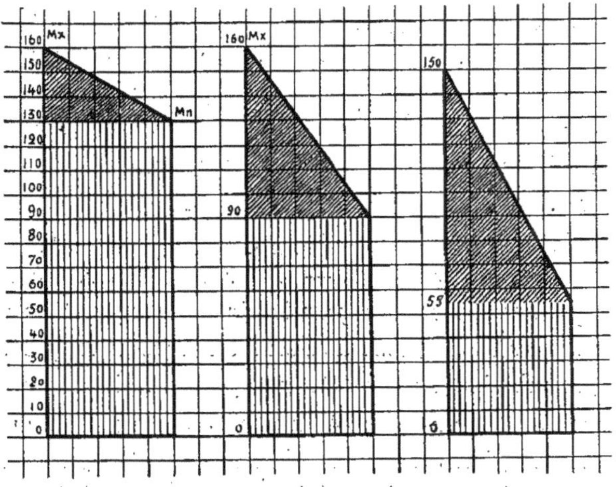

Fig. 70. — *Valeurs différentes de la pression diastolique pour une même pression systolique.* Le premier sphygmogramme (hypertension diastolique) provient d'un homme de 30 ans atteint de néphrite subaiguë avec gêne précoce et très marquée de la circulation droite ; le second, d'un sujet atteint de néphrite chronique banale (tension diastolique normale pour ce degré d'hypertension) ; le troisième d'un malade présentant une insuffisance aortique syphilitique (hypotension diastolique).

ajoutant à la pression minima la moitié de PD, ou en prenant la moitié de la somme des pressions maxima et minima.

$$\text{Pression moyenne PM} = \text{Mn} + \frac{\text{PD}}{2} \ \text{ou} \ \frac{\text{Mx} + \text{Mn}}{2}.$$

4. Calcul du volume de l'ondée systolique et du travail du cœur. — C'est là le grand secours que l'on pourrait se croire en droit d'attendre de la détermination de la pression variable. Étant donné une tension diastolique ou minima de 80 millimètres Hg par exemple, il semble évident à priori que plus la contraction du ventricule gauche projettera de sang dans l'aorte, plus la tension systolique aura de tendance à s'élever et à faire croître parallèlement la valeur de PD. Pourquoi dès lors ne serait-il pas possible d'arriver, par cette valeur de PD, à la détermination du *volume de l'ondée systolique* lancée dans l'aorte par le ventricule gauche (Schlagvolumen, Sekundenvolumen des auteurs allemands) ? Pourquoi enfin, une fois en possession de cette valeur mesurant exactement le débit cardiaque, n'essayerait-on pas de calculer exactement le *travail du cœur*, fin suprême et rêvée de tous les procédés d'investigations de l'appareil circulatoire ?

PD ET ONDÉE SYSTOLIQUE. — Pour simplifier, c'est seulement des phénomènes de la grande circulation dont nous nous occuperons, par conséquent de l'ondée lancée à chaque systole dans l'arbre artériel par le ventricule gauche. Il ne peut s'agir évidemment de fixer la valeur absolue de cette ondée sanguine, que les physiologistes ont estimée entre 50 et 120 centimètres cubes, mais seulement d'apprécier sa *valeur relative* afin de pouvoir dire, dans un cas déterminé par exemple, si le débit cardiaque est inférieur ou supérieur à la normale, ou s'il varie en plus ou en moins. Pour simplifier aussi — et nous reviendrons plus loin sur l'importance de ce point — nous admettrons provisoirement que le système circulatoire offre une élasticité artérielle et des résistances périphériques absolument constantes.

Voyons, dans ces conditions, dans quelle mesure les variations de PD pourront nous renseigner sur les variations de volume de l'ondée ventriculaire.

a. Les variations de PD ne sont nullement proportionnelles aux variations de l'ondée systolique. — C'est un premier point qu'il est facile de prouver si l'on se reporte aux nombreux travaux concernant le mode d'élasticité des parois artérielles. Tous les auteurs qui se sont occupés de cette question, Marey, Roy, Grummack, Werthcim, Zwaardemacker, Hürthle, Thoma et

Kœfer, Mac William et enfin Strasburger, arrivent exactement à la même conclusion : *la dilatabilité des parois de l'aorte diminue au fur et à mesure que s'élève la pression intérieure qu'elles supportent* ; ou encore, comme l'exprimait Marey, « *la réaction élastique des parois de ce vaisseau croît plus vite que la pression intérieure à laquelle elles sont soumises* ». Si l'on reporte sur un graphique avec ordonnées et abcisses les résultats obtenus dans les diverses expériences, on obtient toujours une courbe nettement concave et non une ligne droite, comme cela se produirait si la réaction élastique et la pression intérieure variaient parallèlement. Le seul point en litige, disons-le pour être exact, consiste à savoir si la plus grande dilatabilité artérielle correspond exactement au point le plus inférieur de la courbe, comme le croient la plupart des auteurs, ou un peu au-dessus, en un point correspondant au chiffre de la plus basse pression normale (Roy, Zwaardemacker) ou un peu inférieur à cette pression (Strasburger).

Il suffira, pour rendre parfaitement sensible cette loi de l'élasticité artérielle, de citer quelques chiffres obtenus par Strasburger, qui a expérimenté sur des aortes humaines à l'aide d'un procédé presque en tous points semblable à celui primitivement employé par Marey (fine membrane de caoutchouc à l'intérieur de l'aorte, aorte placée dans une caisse remplie d'un liquide dont les variations de niveau permettent d'apprécier facilement les variations de volume du vaisseau). Le tableau suivant a trait à une aorte légèrement sclérosée d'un homme de 50 ans. Dans une première expérience, on augmente progressivement la pression de 20 millimètres Hg en 20 millimètres Hg en notant chaque fois les variations de volume du vaisseau ou, ce qui revient au même, la quantité de liquide injectée ; dans une seconde expérience, on injecte chaque fois 4 centimètres cubes de liquide et l'on note les différentes tensions développées à l'intérieur du vaisseau.

PRESSION	VOLUME	DIFFÉRENCE	VOLUME	PRESSION	DIFFÉRENCE
40^{mmHg}	0^{cc}	0^{cc}	0^{cc}	40^{mmHg}	»
60	8 ,5	8 ,5	4	50	10 $^{mm\,Hg}$
80	14 ,4	5 ,9	8	61	11
100	18 ,6	4 ,2	12	73	12
120	22 ,0	3 ,4	16	87	14
140	24 ,5	2 ,5	20	106	19
160	26 ,8	2 ,3	24	133	27
180	28 ,7	1 ,9	28	170	37
200	30 ,4	1 ,7	32	218	48
220	32 ,0	1 ,6	36	270	52
240	33 ,4	1 ,4	»	»	»

Ces deux tableaux nous montrent aussi clairement que possible :

1° Qu'*une même variation de tension* correspond à des quantités de liquide injecté d'autant plus faibles que la pression initiale est plus élevée ;

2° Qu'*une même quantité de liquide* introduite dans l'aorte produit une variation de tension d'autant plus forte que le point de départ de la pression est plus élevé.

On peut donc conclure, avec Strasburger, que chez un même individu, des valeurs identiques de PD ne sont nullement comparables et que l'on commettrait des erreurs énormes en calculant le volume de l'ondée systolique d'après la valeur de PD, sans tenir compte de la pression initiale.

b. Nécessité d'une correction à apporter à la valeur de PD. — Faut-il donc se résigner à ne tirer, non pas même chez des individus différents, mais chez un même sujet, des variations de PD aucune indication utile sur les modifications de volume de l'ondée systolique ? Pas forcément, et comme le fait remarquer Strasburger, puisque la valeur de PD dépend de la tension initiale ou totale, ne pourrait-on pas arriver à trouver une règle simple qui permette de rendre à PD sa valeur comparative en faisant intervenir la pression totale ?

Ce principe d'une correction à apporter au chiffre de PD a été adopté universellement par tous les auteurs qui se sont évertués à tirer de ce chiffre des indications sur la valeur de l'ondée ventriculaire et a donné lieu à une véritable floraison de formules. Strasburger divise la valeur de PD par la pression totale et obtient ainsi ce qu'il appelle le *Blutdruckquotient* :

$$\text{Blutdruckquotient} = \frac{PD}{Mx} \text{ ou } \frac{PD}{Mn + PD}$$

Fürst et Soetber ont proposé de diviser le chiffre de PD par une valeur un peu inférieure, la pression minima additionnée du tiers de PD, soit :

$$\frac{PD}{Mn + \dfrac{PD}{3}}$$

et Moritz par la pression minima additionnée de la moitié de PD (c'est-à-dire par la pression moyenne), soit

$$\frac{PD}{Mn + \dfrac{PD}{2}}$$

Il n'est pas douteux qu'à l'aide de ces corrections, on arrive à des résultats infiniment plus satisfaisants qu'avec les valeurs nues de PD. Nous n'en donnerons pour preuve que le tableau suivant emprunté à Strasburger, et déjà cité plus haut, dans lequel le Blutdruckquotient a été calculé par l'auteur pour chaque différence de pression :

VOLUME	PRESSION	DIFFÉRENCE (PD)	QUOTIENT
0^{cc}	40^{mmHg}	»	»
4	50	10^{mmHg}	0,200
8	61	11	0,180
12	73	12	0,164
16	87	14	0,161
20	106	19	0,180
24	133	27	0,203
28	170	37	0,218
32	218	48	0,220
36	270	52	0,192

On peut voir par ce tableau que, pour une même quantité de liquide injecté dans l'aorte, les valeurs de PD présentent des écarts énormes, de 10 à 52 millimètres Hg alors que les chiffres du Blutdruckquotient varient seulement de 161 à 220 (1)! Ce n'est pas encore là évidemment la constance rêvée, mais des chiffres qui s'en rapprochent notablement; et il est hors de doute, comme nous le disions plus haut, que pour tirer des valeurs variables de PD chez un même individu des notions exactes sur les modifications de volume de l'ondée systolique, il est bien préférable de se servir de ces valeurs de PD corrigées par une fraction où intervienne la pression totale, que du chiffre de PD tout nu (2).

(1) Le chiffre normal du Blutdruckquotient serait, d'après Strasburger, de 0,254, avec des écarts maxima de 0,31 et 0,22. Sur 5 cas d'insuffisance aortique, il a trouvé une moyenne de 0,41, et il a noté dans les néphrites une augmentation jusqu'à 0,35. Ces chiffres ont été obtenus en calculant le chiffre de la pression diastolique d'après le procédé de la palpation (début de la diminution d'amplitude des pulsations).

(2) H. von Recklinghausen est arrivé, lui aussi, à l'idée que la valeur de PD pouvait servir de mesure proportionnelle pour le volume de l'ondée systolique, mais en partant d'un principe différant absolument de celui d'Erlanger et Hooker ou de Strasburger en ce que ses considérations portent plutôt sur la ligne de descente que sur la ligne d'ascension du sphygmogramme.

Il pose en principe que l'on peut considérer le système circulatoire périphérique comme étant composé de deux réservoirs : un réservoir supérieur avec pression oscillante (système artériel) et un réservoir inférieur à pression constante (système capillaire). Le sang coule du premier dans le second par l'intermédiaire de canaux étroits (capillaires ou artérioles). En admettant que le sang coule d'un réservoir dans l'autre, pendant la diastole, avec une pression progressivement décroissante, cet écoulement se trouve soumis à la *loi de Poiseuille*. Donc, la courbe de pression, pendant la descente diastolique, serait une « courbe d'écoulement » semblable à celle qui peut être mathématiquement établie lorsqu'un liquide s'écoule d'un réservoir avec une pression progressivement décroissante. Or *l'inclinaison de cette courbe d'écoulement au moment de la pression moyenne serait proportionnelle au débit par seconde (sekundenvolumen) divisé par la dilatabilité du réservoir artériel à la pression moyenne.*

L'inclinaison de la ligne de descente peut être indiquée par la cons-

PD et Travail du cœur. — On sait d'après quels principes mécaniques simples il est possible de calculer théoriquement le travail du cœur. Lorsque le ventricule gauche lance dans l'aorte, à l'intérieur de laquelle règne une pression minima de 75 millimètres Hg, une ondée sanguine de 80 centimètres cubes par exemple, c'est comme si, par sa force contractile, il élevait à une hauteur de 1 mètre une masse de 80 centimètres cubes de sang (une colonne de 1 mètre d'eau faisant équilibre à une de 75 millimètres de Hg). De plus, une certaine partie de la contraction du ventricule est employée à donner à l'ondée sanguine la vitesse qu'elle possède au moment de sa pénétration dans l'aorte. Si l'on représente le travail du cœur par T, le poids de l'ondée systolique par P, la hauteur de la pression sanguine calculée en colonne d'eau par H, la vitesse du sang

truction du sphygmogramme absolu, ou plus simplement en divisant PD par la durée d'une pulsation. On a donc la formule suivante :

$$\frac{PD}{\text{durée de la pulsation}} = \frac{\text{débit par seconde}}{\text{Dilatabilité artérielle}}$$

Mais on obtient la durée d'une pulsation en divisant l'unité de temps par le nombre de pulsations produit pendant cette unité. Avec un pouls à 120 on aura :

$$\frac{PD}{\frac{1}{2}} = PD \times 2 = \text{Amplitude du pouls} \times \text{fréquence du pouls à la seconde.}$$

Cela pour arriver à la formule générale :

$$PD \times p \ (\text{Amplitudenfrequenzprodukt}) = \frac{\text{débit par seconde}}{\text{Dilatabilité artérielle.}}$$

ce qui veut dire qu'avec une dilatabilité artérielle constante, le produit de PD par la fréquence du pouls donnera des indications sur le volume de l'ondée systolique.

Un élève de Recklinghausen, Hœppfner, calculant l'Amplitudenfrequenzprodukt sur 28 individus, a trouvé des chiffres extrêmes de 2,240 et 6,072, et chez un même individu des variations assez considérables de 16 p. 100 autour du chiffre moyen (valeurs calculées à l'aide du tonomètre de Recklinghausen, chiffre oscillatoire systolique et diastolique).

par V, la gravité (9, 8) par g, nous aurons d'après Tigerstedt la formule suivante :

$$T = P \times H + P \frac{V^2}{2g}$$

Le dernier membre de cette formule $P \frac{V^2}{2g}$, représentant la force capable de donner à l'ondée sanguine sa vitesse, peut être considéré comme négligeable, car d'après Tigerstedt, pour une valeur de $PH = 153$, il n'atteindrait qu'une valeur de 0,96. On peut donc adopter, comme formule du travail du cœur simplifiée et suffisamment exacte :

$$T = P \times H$$

Ce qui fait, avec les valeurs signalées plus haut :

$$T = 80 \text{ cc.} \times 1 = 80 \text{ grammètres.}$$

Cette formule vaut pour une seule révolution cardiaque ; mais pour calculer le travail du cœur dans l'unité de temps, la minute, il va sans dire qu'il convient d'ajouter, comme nouveau facteur, le nombre des pulsations p :

$$T = P \times H \times p.$$

A propos de H, remarquons qu'il faut entendre sous cette valeur non la pression diastolique, comme nous l'avons fait plus haut, ni même la pression systolique, mais bien la *pression moyenne.*

Supposons, en effet, une pression minima Mn de 75 millimètres Hg et une pression maxima de 120 millimètres Hg : l'ondée sanguine qui pénètre dans l'aorte lutte, dès le début, contre une tension intra-aortique de 75, mais au fur et à mesure de sa pénétration, elle fait monter la tension jusqu'à 130 et c'est contre cette tension qu'elle devra lutter vers la fin de sa pénétration. Tout se passe comme si le ventricule gauche élevait les premiers centimètres cubes à 1 mètre de hauteur et les derniers à 1 m. 63, soit, par conséquent, la totalité à une hauteur intermédiaire entre 1 mètre et 1 m. 63. La pression moyenne s'obtient, comme nous l'avons vu plus haut, en ajoutant à la tension minima la moitié de la pression du pouls, soit $Mn + \dfrac{PD}{2}$, ou encore en prenant la moitié de la somme des pressions minima et maxima : $\dfrac{Mn + Mx}{2}$.

Si, de plus, nous remplaçons P qui représente la masse du sang par sa valeur PD qui varie dans le même sens que cette ondée sanguine, nous obtenons cette formule générale :

$$T = \text{ondée systolique} \times \text{tension moyenne} \times \text{pouls}$$

$$\text{ou } T = PD \times \frac{Mx + Mn}{2} \times p$$

$$\text{ou } T = 45 \times \frac{75 + 120}{2} \times 80 = 362.000.$$

On obtient, de cette façon, un nombre de 6 chiffres dont on peut ne prendre, comme le conseille Josué, que les deux premiers avec une décimale, soit dans le cas présent 36,2. D'après le même auteur, qui a récemment insisté sur l'emploi de cette formule, on obtiendrait, à l'état normal, des chiffres variant entre 15 et 25, dépassant rarement 23 chez les tuberculeux et pouvant, chez les artério-scléreux, monter à 30, 50, 70, 100 et même davantage.

Cette formule-type peut être modifiée de différentes façons, notamment en substituant à PD, qui représente la valeur de l'ondée ventriculaire, une valeur plus exacte, c'est-à-dire corrigée et complétée, comme nous l'avons vu plus haut, par le chiffre de la tension sanguine initiale ou totale. Suivant la valeur équivalente substituée à PD, on aura :

$$T = \frac{PD}{Mx} \times \frac{Mx + Mn}{2} \times p$$

$$\text{ou } T = \frac{PD}{Mn + \dfrac{PD}{2}} \times \frac{Mx + Mn}{2} \times p$$

$$\text{ou } T = \frac{PD}{Mn + \dfrac{PD}{3}} \times \frac{Mx + Mn}{2} \times p.$$

Il est à peine besoin de faire remarquer que le total obtenu à l'aide de ces diverses formules n'a nullement la prétention de révéler la valeur absolue du travail du cœur en grammètres ou kilogrammètres ; on obtient seulement par là un chiffre qui représentera la valeur relative du travail cardiaque, que l'on pourra comparer avec une normale précédemment établie et dont les variations, en plus ou en moins, devront traduire l'augmentation ou la diminution de la contraction ventriculaire.

Au fond, ce que ces formules expriment surtout, c'est une *valeur de PD corrigée et modifiée par le chiffre de la pression sanguine*, et par suite susceptible de fournir une idée approximative et comparative sur le volume de l'ondée cardiaque. Cela est si vrai que, dans quelques formules récemment proposées pour exprimer le travail du cœur, il n'est même plus fait mention de la tension moyenne et que tout se borne à l'établissement d'une valeur de PD multipliée par le chiffre de la fréquence du pouls et agrémentée d'additions ou de divisions par le chiffre de la pression sanguine maxima ou minima. Telles sont les formules de A. Lagrange ou de Amblard :

$$T = PD \times p + Mn$$
$$T = \frac{PD \times p}{\dfrac{Mx}{Mn}}.$$

D'après cette dernière équation, et en exprimant PD non plus en millimètres mais en centimètres de Hg, on obtient des chiffres qui oscilleraient à l'état normal entre 140 et 180 et qui, chez les artério-scléreux hypertendus, pourraient atteindre 400, 500 et même 600.

CRITIQUE DE CES CALCULS EFFECTUÉS EN PARTANT DE PD. — Tous les calculs que nous venons d'exposer, concernant le volume de l'ondée systolique ou le travail du cœur (les seconds étant en quelque sorte le corollaire des premiers), reposent tous sur ce principe que la valeur de PD soit isolée, soit corrigée et complétée, comme nous l'avons vu plus haut, est vraiment capable de donner une idée à peu près exacte des variations du débit cardiaque. Si les chiffres obtenus ne correspondent à rien d'objectif, ils seraient du moins susceptibles de fournir une sorte d'étalon pouvant servir de point de comparaison pour des cas différents, ou d'échelle permettant d'apprécier les variations de l'action cardiaque dans un cas déterminé. Nous allons voir cependant que nombreuses et importantes sont les objections que l'on peut opposer à cette manière de voir.

a. On ne peut conclure avec certitude du PD huméral au PD aortique. — Ce que l'on cherche à connaître, en prenant successivement les tensions maxima et minima à l'aide de la manchette de Recklinghausen et en calculant la pression du pouls, c'est la tension intra-aortique et non la tension humérale, car c'est seulement la connaissance de cette tension aortique qui permettra des conclusions générales sur la circulation et sur le débit cardiaque. Il se peut que le PD huméral reste le plus souvent exactement proportionnel au PD aortique et que, des variations du premier, on puisse conclure aux modifications du second, mais il n'en est certainement pas toujours ainsi et le PD huméral est soumis à toutes les flexions locales et indépendantes que lui impose le régime circulatoire du membre supérieur. Pour le prouver, il suffit de rappeler les constatations de Klemperer, qui a montré qu'en plongeant un avant-bras dans l'eau froide, l'autre dans l'eau chaude, le PD montait du côté froid, baissait du côté chaud avec un écart de plus de 1 centimètre de Hg, alors que le débit cardiaque et le PD aortique ne variaient certainement pas durant le même temps. Même en dehors de ces cas expérimentaux, ces variations vaso-motrices sont plus communes qu'on ne le croit et il suffit, dit O. Müller, d'avoir recueilli des courbes pléthysmographiques pour voir combien il y a de variations d'un moment à l'autre. « Le jeu capricieux et changeant des vaso-moteurs, écrit le même auteur, est un obstacle à toutes les méthodes qui se basent sur la mesure de la pression périphérique ; et cependant on ne peut mesurer la pression dans l'aorte ! »

b. Les variations de l'élasticité artérielle, chez des sujets différents, rendent les observations difficilement comparables. — Nous avons vu plus haut que, pour une même quantité de 4 centimètres cubes de liquide injecté dans une aorte, les valeurs de PD allaient en croissant rapidement et pouvaient s'élever de 9 à 40 millimètres Hg !

Mais cette croissance de PD est loin d'être la même dans tous les cas et varie naturellement suivant l'élasticité du vaisseau considéré ; si bien que, si l'on voulait réellement corriger les renseignements erronés fournis par les valeurs de PD. et surtout rendre ces valeurs exactement comparables d'un sujet à l'autre, il faudrait non plus se contenter d'une formule générale indistinctement applicable à tous les cas, mais adapter à chaque cas particulier une correction en rapport avec le mode d'élasticité artérielle que pourraient laisser soupçonner l'âge du sujet et l'état apparent de ses artères.

En se servant, au contraire, pour tous les cas si différents soient-ils, d'une formule uniforme de correction de PD, on arrive forcément à des erreurs assez considérables. Strasburger fait remarquer lui-même qu'en calculant suivant sa méthode le Blutdruckquotient $\frac{PD}{Mx}$, le chiffre obtenu (qui théoriquement devrait être constant puisqu'il correspond à la pénétration dans l'aorte de quantités égales de liquide), s'il varie assez peu chez des gens âgés bien qu'encore avec un écart de 26 à 30 p. 100, varie au contraire énormément chez des sujets jeunes à aorte petite et souple, jusqu'à présenter des valeurs extrêmes de 90 et 215 !

Comment dès lors établir des comparaisons d'un cas à l'autre ? Et comment penser que, chez des gens d'âge et d'artères différentes, des variations même absolument parallèles de PD puissent correspondre à des variations analogues dans le volume de l'ondée systolique ou le travail du cœur ?

c. Les variations de la tonicité artérielle et surtout des résistances périphériques, chez un même sujet, rendent très aléatoires les conclusions tirées de la valeur de PD sur le fonctionnement cardiaque. C'est là l'objection la plus sérieuse que l'on puisse faire contre tous les calculs dont la valeur de PD s'est trouvée le point de départ.

Les réactions à la distension des parois aortiques ne varient sans doute guère, par suite de leur structure à peu près uniquement élastique; mais, à mesure que l'on descend dans l'arbre artériel et que l'on considère des artères de diamètre moindre, on voit s'immiscer entre la tunique interne et la tunique externe un véritable muscle circulaire, capable de variations toniques extrêmement considérables, et dont il est bien difficile de connaître l'état de contraction ou de relâchement. Et cependant, c'est de cet état de contraction ou de relâchement que va dépendre le mode d'élasticité des artères dans lesquelles on prend directement la tension (humérale, radiale, artères collatérales des doigts)!

C'est encore cet état de tonicité artérielle qui va régler la pénétration plus ou moins facile du sang à la périphérie. Il suffit en effet que les fines artérioles d'un territoire vasculaire entrent en vaso-constriction, pour faire varier d'une façon considérable (peut-être du simple au double ou au triple) les résistances que le sang doit rencontrer sur son passage. Si l'on songe qu'à cet obstacle tonique, peut venir s'ajouter encore un obstacle mécanique, créé par la compression du réseau capillaire sous un œdème considérable ou par une tension veineuse exagérée, on comprend dans quelles limites extrêmes peuvent s'étendre les variations des résistances périphériques.

Si l'on y réfléchit bien, la valeur de PD n'est nullement indicatrice d'un certain volume de l'ondée systolique, mais seulement d'un *certain degré de tension de la paroi artérielle* ou, si l'on admet une élasticité artérielle invariable, d'un *certain degré de réplétion artérielle.* Une pression du pouls de 50 millimètres Hg, par exemple, montre simplement que la dilatation de l'artère au-devant de l'ondée systolique a été suivie d'une réaction élastique équivalant à 50 millimètres de mercure. Mais ce degré de *tension de la paroi artérielle* qui est suivi d'une pareille réaction demandera, pour être réalisé, une ondée systolique de volume absolument variable suivant son état initial : une ondée considérable, de 120 cent. cubes par exemple, si elle est en état de relâchement, une ondée minime de 60 cent. cubes seulement peut-être, si elle se trouve dans un état de contraction tonique. Si nous supposons une élasticité artérielle invariable, il est clair que c'est seulement du *degré de réplétion artérielle* que vont dépendre la réaction élastique de la paroi et la valeur de PD ; mais, là encore, l'ondée systolique n'entre pas seule en jeu et le degré de réplétion artérielle va dépendre autant de la quantité de sang qui sort du système artériel, que de celle qui y entre. Admettons une ondée systolique de 100 cent. cubes pénétrant dans un système vasculaire dont la pression minima est de 80 millimètres Hg : si les résistances périphériques sont minimes, le sang chassera au fur et à mesure de sa pénétration une quantité importante de liquide dans les capillaires et l'on obtiendra une valeur de PD relativement minime, 40 millimètres Hg par exemple, correspondant à un faible degré de réplétion artérielle ; si au contraire ces résistances périphériques sont considérables, l'ondée systolique ne parviendra à chasser que très peu de sang au-devant d'elle et l'on verra croître parallèlement la turgescence artérielle et la pression du pouls jusqu'à une valeur de 60 à 80 millimètres Hg. C'est ce qui explique les résultats paradoxaux que l'on obtient dans d'assez nombreux cas d'asystolie où l'on voit, au moment de l'amélioration et alors que certainement l'action cardiaque devient plus énergique, la valeur de PD baisser au lieu d'augmenter. Sur 35 cas d'asystolie, Lang et Manswetowa ont vu le PD monter dans 8 cas, rester stationnaire dans 9 cas, et baisser dans 20 cas (7 fois sur 7 emphysémateux, 10 fois sur 18 mitraux, 3 fois sur 10 aortiques ou artério-scléreux). Dira-t-on que l'ondée ventriculaire est plus volumineuse dans l'état asystolique qu'à la période d'amélioration ? Certainement non, mais dans l'état asystolique l'ondée sanguine vient buter en quelque sorte contre une circulation capillaire encombrée, une tension veineuse excessive, et donne lieu à une hypertension artérielle de stase (Hochdruckstauung de Sahli) qui contraste avec le faible débit cardiaque. Après l'action de la digitale, la tension veineuse diminue par suite de l'amélioration apportée au fonctionnement du cœur droit, la perméabilité capillaire augmente, et, malgré un débit cardiaque supérieur, on voit les deux tensions systolique et diastolique s'abaisser dans le système artériel, le rapport exact de leur abaissement réciproque déterminant les nouvelles valeurs de PD.

Cette intrication des variations de l'action cardiaque et des variations des résistances périphériques, dans la genèse des modifications de PD, n'a pas échappé aux auteurs qui se sont efforcés de fixer la signification de cette valeur. Nombre d'entre eux se sont ingéniés à trouver des formules permettant de dire, en face de variations données de PD, dans quel cas il fallait incriminer l'action cardiaque et dans quels cas les résistances périphériques. Erlanger et Hooker ont établi le tableau suivant :

Pression sanguine	Produit de PD par la fréquence du pouls (PDp)	Action cardiaque	Résistance périphérique
Égale	plus grand plus petit	augmente diminue	diminue augmente
Plus grande. .	égal plus grand plus petit	augmente augmente égale	augmente égale augmente
Plus petite . .	égal plus grand plus petit	diminue égale diminue	diminue diminue égale

Strasburger, en 1904, a donné d'autres règles pour l'interprétation de son Blutdruckquotient $\dfrac{PD}{Mx}$. Avec un Mx constant, si le *quotient augmente*, cela prouverait que les résistances périphé-riques diminuent (ainsi, dans l'insuffisance aortique, que Mx soit élevé ou non, le quotient augmente toujours) ; si le *quotient diminue*, cela prouverait que les résistances périphériques augmentent. Avec une valeur de Mx plus élevée, si le *quotient reste moyen*, on pourrait conclure à une augmentation du travail du cœur et à une pénétration sanguine facile.

La critique de ces formules a été faite longuement par Sahli, von Recklinghausen, Otfried Müller, Janowski, etc. Si elles semblent donner des résultats exacts dans certains cas, elles se trouvent en défaut bien souvent ; et ce qu'on attend d'elles, c'est plutôt de ne pas se trouver en désaccord flagrant avec les faits pathologiques que de les éclairer vraiment. En réalité, comme l'exprimait Recklinghausen dans sa formule simplifiée,

$$PDp = \dfrac{\text{Ondée systolique}}{\text{Dilatabilité artérielle}}$$

les valeurs de PD sont fonction à la fois du volume de l'ondée ventriculaire et de l'élasticité artérielle ainsi que des résistances périphériques, et il est impossible, dans un cas déterminé de variations de PD, de préciser exactement le sens dans lequel varie l'action cardiaque par exemple, si l'on ne sait par avance le sens des modifications des résistances périphériques ou de l'élasticité artérielle, ou à plus forte raison de faire la part exacte entre les variations des deux systèmes (1).

(1) Afin de faciliter l'appréciation de son Amplitudenfrequenzpro-dukt PDp., v. Recklinghausen donne les règles générales suivantes concernant l'état de l'élasticité artérielle : 1° à pression égale, la dila-tabilité artérielle diminue avec l'augmentation du tonus vasculaire et réciproquement ; 2° d'ordinaire, l'augmentation de la pression sanguine coïncide avec une augmentation du tonus vasculaire, par conséquent avec une diminution de dilatabilité artérielle et réciproquement ; 3° avec l'âge et l'artério-sclérose, la dilatabilité artérielle tend à dimi-nuer ; elle peut augmenter dans la formation d'anévrysmes.

Pour montrer les résultats absolument faux auxquels on peut arri-

Il résulte de toute cette discussion que *la mesure de la pression variable n'a pas encore donné tous les renseignements qu'on pouvait attendre d'elle* ; et cela, faute de moyens qui permettent de séparer d'une façon certaine, dans les modifications apportées à cette pression variable, ce qui relève de l'action cardiaque et ce qui dépend de la variation de l'élasticité artérielle ou des résistances périphériques. C'est à cette conclusion qu'arrivent les critiques les plus autorisés en matière de pression sanguine. Après avoir passé en revue les diverses formules proposées, et montré que « les observations incomplètes ne peuvent en aucune façon être corrigées par les meilleures considérations mathématiques », Sahli déclare, peut-être un peu humoristiquement, que, partir des mesures sphygmomanométriques pour avoir des données complètes sur la circulation, c'est à peu près comme si, « par la mesure manométrique de la pression dans la chambre à vapeur d'une locomotive dont on ne connaît pas la structure, on voulait conclure à sa capacité de travail ou à la vitesse du train. A cela, l'appréciation du Pulsdruck, de la hauteur du sphygmogramme absolu, ne change rien, car si l'on pouvait, dans cette même machine à vapeur, être renseigné non seulement sur la pression de la chambre à vapeur, mais sur les variations de pression existant dans les cylindres, on ne serait pas plus avancé (1) ».

ver en voulant absolument conclure de l'augmentation de PDp à une augmentation parallèle de l'action cardiaque, nous signalerons seulement ce cas très suggestif rapporté par Hœppfner où, chez une typhique de 44 ans, on trouva, au moment d'une période de collapsus, un *Amplitudenfrequenzprodukt* d'une valeur énorme (5016) et une chute de ce chiffre à 2880 au moment de l'amélioration !

(1) Les incertitudes de la mesure de la pression variable ont rejeté Sahli, pour l'appréciation du travail du cœur, vers une autre méthode basée sur un principe absolument différent, la *sphygmobotométrie*. Une manchette pneumatique étant appliquée sur le bras, on s'efforce de mesurer le travail dynamique produit par l'onde pulsatile humérale, au moyen des oscillations de la colonne de mercure d'un manomètre, et l'on conclut du travail de cette onde pulsatile humérale au travail du cœur.

Janowsky s'exprime à peu près de même. « De cette revue générale des méthodes d'exploration sphygmographique et manométrique, on peut conclure que nous ne possédons pas un moyen pour séparer ce qui varie sous l'action du muscle cardiaque lui-même, de ce qui est dû au système vasculaire périphérique, tellement dans les conditions normales il travaille de concert avec lui » ; et, plus loin, il déclare que par l'examen clinique soigneux, on s'oriente « beaucoup plus vite et beaucoup mieux sur la capacité du cœur qu'avec les données obtenues par les mensurations de la pression systolique du sang (Mx), et du pouls (PD) où les rangées de chiffres, sous prétexte de documents scientifiques exacts, causent au clinicien consciencieux un grand embarras à moins qu'il ne suive une idée préconçue ».

Malgré ces conclusions un peu décevantes, on ne peut, croyons-nous, parler de la faillite des mesures sphymomanométriques si laborieuses qui ont conduit à la détermination de la pression diastolique et de cette pression variable que Marey jugeait si indispensable à la connaissance de la circulation. Nous avons vu plus haut comment, grâce à elle, il était possible d'établir des types circulatoires vraiment très distincts ; et cette pression variable représente une donnée trop importante dans la physiologie pathologique de la circulation pour que sa détermination puisse être inutile. Les mécomptes éprouvés jusqu'à ce jour, dans l'interprétation de ses variations, prouvent seulement le nombre des facteurs qui entrent en jeu et l'extrême complexité du sujet, mais ne défendent pas d'espérer que, grâce à de nouvelles et persévérantes recherches et à l'appui d'autres méthodes (mensuration de la pression veineuse ou capillaire, étude de l'amplitude de contraction du ventricule gauche à l'examen radioscopique, etc.), la connaissance de cette pression variable ne puisse reprendre la haute signification qui lui est due.

CONCLUSIONS GÉNÉRALES
SUR LA VALEUR SÉMÉIOLOGIQUE DES VARIATIONS
DE LA TENSION ARTÉRIELLE

Cette valeur séméiologique diffère assez notablement pour la pression *systolique* et la pression *diastolique*.

1° La valeur séméiologique des variations de la *tension systolique* est considérable et vraiment de premier ordre. Son exploration est un moyen facile et rapide de se rendre compte de l'existence d'un trouble de la circulation, — trouble dont l'interprétation variera dans chaque cas et devra toujours être recherchée avec l'idée que le cœur ne donne en général que la tension qui est exigée par les besoins de la circulation périphérique ou viscérale. A ce titre, la mesure de la pression systolique, joignant à l'avantage d'une instrumentation simple et d'une technique facile, la possibilité d'arriver dans de très nombreux cas à un diagnostic plus précoce, plus rapidement orienté, plus précis, mérite dans la pratique médicale journalière une place qu'elle n'a certainement pas encore obtenue.

Les variations des tensions systoliques locales ainsi que de la pente de la tension dans un même territoire vasculaire sont encore à l'étude.

2° La mesure de la *tension diastolique* — qui seule permet d'arriver à l'évaluation de la pression variable — semble, d'après l'état actuel de nos connaissances, donner des renseignements peut-être encore plus intéressants que pratiquement indispensables. Sa détermination, en substituant à la courbe sphygmographique indécise un sphygmogramme absolu, donne une idée plus exacte des phénomènes de la circulation ; elle permet même, par l'appréciation des hypotensions ou hypertensions diastoliques relatives, d'établir des types circulatoires absolument distincts et d'une réelle valeur séméiologique. Mais l'extrême complexité des réactions de l'appareil cardio-vasculaire ne permet pas toujours de déduire des variations de la pression du pouls PD, aussi aisément qu'on aurait pu le croire, la part respective qui revient à l'activité cardiaque ou aux résistances périphériques dans les modifications en bien ou en mal des troubles circulatoires.

BIBLIOTHÈQUE NATIONALE R.F. IMPRIMÉS

INDEX BIBLIOGRAPHIQUE

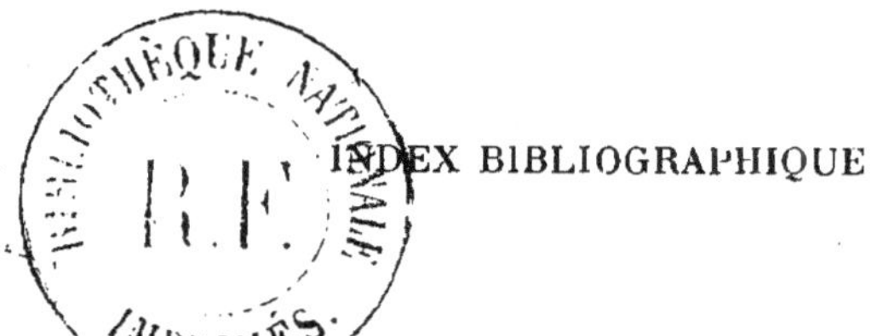

Albert. Einige kymogr. Messungen am Menschen. *Med. Jahrbücher*, 1883.

Ambard (L.). Origine rénale de l'hypertension artérielle. *Semaine méd.*, août 1906.

Ambard et Beaujard. Causes de l'hypertension artérielle. *Arch. gén. méd.*, 1904.

Amblard (L.-A.). *Variations quotidiennes des tensions artérielle et artério-capillaire chez les artério-scléreux hypertendus en cours de traitement.* Thèse de Paris, 1907.

— Mesure de la pression artérielle. *Bull. de thérapeutique*, 1908.

— Le sphygmométroscope. *Journal des Praticiens*, 1908.

— *Mesure clinique de la tension artérielle.* Paris, Maloine, 1909.

Arthaud (G.). Sur la mesure de l'ondée ventriculaire chez l'homme. *Ac. Sciences Paris*, 24 fév. 1908.

Basch (von). Ueber die volumetrische Bestimmung des Blutdrucks am Menschen. *Med. Iahrb.* Wien, 1876, p. 431.

— Ueber die Messung des Blutdrucks am Menschen. *Zeitschrift f. die klin. Med.*. 1880-1881.

— Der Sphygmomanometer. *Berlin. klin. Woch.*, 1887.

— Ueber die Anwendung des Sphygmomanometers in der aerzetlicher Praxis. *Wien. med. Woch.*, 1899.

— Methode und Wert der Blutdruckmessung für die Praxis. *Wiener. med. Presse*, 1895.

Béhier. Description des modifications apportés au sphygmoscope. *Bull. de l'Ac. de méd. de Paris*, 1868, p. 176.

Bing (J.). *Berlin. klin. Woch.*, 1906, n° 52 et 1907, n° 22.

Bingel. Ueber die Messung des diastol. Blutdruckes beim Menschen. *Münch. mediz. Woch.*, 1906, 26.

Bloch. Sur un nouveau sphygmomètre. *C. R. Soc. Biologie*, 1888,1896.

Bosc et Vedel. La tension artérielle dans les maladies. *Congrès français de méd.*, oct. 1904.

Bouloumié. Tension artério-capillaire. *Gaz. hôpitaux*, n° 65. 1902.

— Bouloumié. *Sphygmotonométrie clinique*. Paris, 1905.

Chirié. *Hypertension artérielle et accès éclamptiques ; recherches expérimentales sur l'éclampsie*. Thèse de Paris, 1907.

Crile. *Blood pressure in Surgery*. Philadelphie, 1903.

— A research into the means of controlling the blood pressure. *Boston med. and surg. Journal*, 1903.

Danthauny. *Détermination de la tension vasculaire chez l'homme au moyen de l'appareil de Basch*. Thèse de Lyon, 1881.

Eḧret. Ueber eine einfache Bestimmungsmethode des diastolichen Blutdruckes. *Münch. mediz. Wochenschrift*, 1909, n° 12.

Erlanger (J.). A new instrument for determining the maximum and minimum blood pressures in man. *The Johns Hopkins Hospital Reports*, 1904, vol. XII.

Erlanger and Hooker. On experimental study of blood-pressure and of pulse pressure in man. *Johns Hopkins Hospital Reports*, 1904, vol. XII.

Ettinger. Auskultatorische Methode der Blutdruckmessung und ihr praktisches Wert. *Wiener klin. Woch.*, 1907, n° 33.

Faivre. *Gaz. méd.*, 1856, p. 727.

Federn (J.). Ueber einige Methoden der Blutdruckmessung und ihre Resultate. *Wiener klin. Woch.*, 1909, n° 6.

Fellner. Klinische Beobachtungen über den Wert der Bestimmung der wahren Pulsgrösse. *Deut. Arch. für klin. Med.*, 1906, Bd. LXXXVIII.

— Neuerung zur Messung des systolichen und diastolichen Druckes. *Kongress f. inn. Mediz.*, 1907.

Fellner und Rüdinger. *Zeitschrift für klin. Med.*, Bd. LVII.

Finck (Ch.). Nouvelles recherches sur la valeur du rapport de tension artérielle et capillaire dans l'artério-sclérose. *Revue de médecine*, 1908.

— De la mensuration des tensions artérielle et artério-capillaire comme moyen d'apprécier l'activité de la circulation rénale. *VII° Congrès fr. de méd.* Paris, 1904, p. 57.

Fischer. Die auscultatorische Blutdruckmessung im Vergleich mit der oscillatorischen von H. v. Recklinghausen. *Deutsche med. Woch.*, 1908, n° 26.

Fleischer (F.). Ueber turgotonographische Pulsdruckbestimmung., *Berlin. klin. Woch.*, 1907, 35.

— Ueber Turgosphygmographie und Fingerplethysmographie. *Berlin. kl. Woch.*, 2 nov. 1908.

Fr. Franck. Manomètre à mercure modifié. *Soc. Biologie*, 1880, 1882, 1883.

Fr. Franck (Ch. A.). La sphygmomanométrie digitale. Ses défectuosités comme méthode manométrique, son intérêt comme méthode pléthysmographique à contre-pression variable. *Soc. Biologie*, mai 1909.

— La sphygmomanométrie digitale comme procédé d'analyse pléthysmographique sous pression variable et mensurable. La sphygmomanométrie brachiale comme procédé de mesure de la pression artérielle. *Soc. de biologie*, 12 juin 1909.

— Sphygmomanométrie brachiale. *Soc. de biologie*, 10 juillet 1909.

— Application des procédés plethysmographiques à l'examen des résultats fournis par le sphygmomanomètre de Potain. *Soc. de biologie*, Paris, 6 et 11 juillet 1908.

Fr. FRANCK (Ch. A.). Données techniques générales sur les procédés sphygmo-volumétriques applicables à l'homme. *Soc. de biologie*, 27 juin 1908.

— Note sur la disposition et l'application d'un sphygmo-palpeur artériel et veineux. *Soc. de biologie*, 25 juillet 1908.

FRANCK OTTO. Einfluss der Häufigkeit des Herzschlags auf dem Blutdruck. *Zeitsch. f. Biologie*, 1901, Bd. XLI, Neue Folge, Bd. XXIII.

FREY (VON). Eine einfache Methode den Blutdruck am Menschen zu messen. *Festchrift Benno-Schmidt*, 1896.

— *Die Untersuchung des Pulses und ihre Ergebnisse in gesunden und kranken Zuständen*, Berlin, 1897.

FURST und SOETBER. Untersuchungen über die Beziehungen zwischen Füllung und Druck in der Aorta. *Deutsches Arch. f. kl. Med.*, 1907, Bd. XC.

GAERTNER. Ueber einen neuen Blutdruckmesser. *Wiener med. Woch.*, 1899.

— Ueber den Tonometer. *Münch. med. Woch.*, 1899.

— Ueber einen neuen Blutdruckmesser (Tonometer) *Wiener medizinische Woch.*, 1899, n° 30.

GAUJOUX. Recherches sur la tension artérielle normale chez l'enfant. *Ann. de méd. et de chir. inf.*, 1er juillet 1908.

GIBSON (G. A.). Un sphygmomanomètre clinique donnant la valeur absolue de la pression artérielle. *Quarterly Journal*, octobre 1907.

GROS. Un nouveau sphygmomanomètre. *Presse méd.*, août 1907.

GUMPRECHT. Recherches expérimentales et cliniques sur le sphygmomanomètre de Riva-Rocci. *Zeitsch. f. klin. Med.*, 5-6.

HALES (Stephen). *Hemostatique ou experience hydraulique sur le sang et les vaisseaux sanguins*. Genève, 1744.

HALLER. *Sur la circulation du sang*. Lausanne, 1756.

HEITZ. Modification de la pression artérielle par les différentes pratiques hydrothérapiques. 2e *Congrès internat. de physiothérapie*, octobre 1907.

HENSEN. Beiträge zur Physiologie und Pathologie des Blutdruckes. *Deutsches Archiv f. kl. Mediz.*, 1900, Bd. LXVII.

HERZ MAX. Ein neuer einfacher Blutdruckmesser. *Münch. med. Wochens.*, 1908, t. XLIX.

HILL. Arterial pressure in man white sleeping, recting, working. *Physiolog. Soc.*, 15 janvier 1898.

HILL et BARNARD. A simple pocket sphygmo for estimating arteriel pressure in man. *Journ. of Physiolog.*, 1898.

HILL (Léonard) et MARTIN FLACK. De la méthode de mesure de la pression systolique chez l'homme et de la valeur de cette méthode. *Brit. med. Journ.*, 30 janvier 1909.

HOEPPFNER. Das Sekundenvolumen des Herzens bei Gesunden und kranken Menschen. *Deut. Arch. f. kl. Mediz.*, 1907, Bd. XCI.

HORNER (Arthur). Ueber Blutdruckuntersuchung mit dem Sphygmoskop nach Pal. *Deutsche mediz. Wochenschrift*, 1907, n° 19.

Howel and Brush. *Boston med. and surg. Journal,* 1901, vol. 145.

Huchard. Les trois hypertensions. *Journal des Praticiens,* 1902.

— La tension artérielle dans les maladies. *Sem. méd.,* 1888.

— Hypertension artérielle. Symptômes et traitement. *Gaz. hebdomadaire,* 1892, p. 122.

— *Traité Clinique des maladies du cœur et de l'aorte,* Paris, O. Doin.

— La tension artérielle dans les maladies. *Bull. g. de thérapeutique,* 1899.

Huchard et Amblard. La tension artérielle dans les insuffisances aortiques. *Journal des Praticiens,* 1909, p. 338.

Huchard et Bergouignan. La sphygmomanométrie clinique. *Journal des Praticiens,* 1908.

Hürtlhe. Ueber eine Methode zur Registrierung des arteriellen Blutdrucks beim Menschen. *Deutsche med. Woch.,* 1896.

Janeway (Th. C.). Some observations on the estimation of blood pressure in man. *New York Univ. bull. of the med. sciences,* 1901, vol. 1.

— *The clinical study of blood pressure.* New York and London, 1904.

— Some common misconceptions in the pathological physiology of the circulation. *New York med. Journal,* 2 février 1907.

— The influence of the soft tissues of the arm on clinical blood-pressure déterminations. *Archives of internal medicine,* June 1909.

Janowski (W.). *Le Diagnostic fonctionnel du cœur. Étude critique des méthodes modernes d'exploration du système cardio-vasculaire.* (Monographies cliniques sur les questions nouvelles, n° 50) Paris, Masson, 1908.

Jaquet (A.). Zur graphischen Registrierung des Blutdruckes beim Menschen. *Münch. mediz. Wochenschrift,* n° 9, 1908.

Josué. Pression systolique et diastolique. Coefficients cardio-artériels. *Soc. méd. des hôpit.,* Paris, 28 février 1908.

— *Traité de l'artério-sclérose,* Paris, Baillière, 1909.

Klemperer. Blutdruck und Pulsdruckuntersuchungen bei Gesunden und Kranken. 24. *Kongress f. inn. Mediz.,* 1907, p. 397, et *Deutsche mediz. Woch.,* 1907, n° 23.

Korotkow. *Berichte der Kaiserlichen militärartzl. Akad. Petersburg,* décembre 1905, Bd. XII, n°* 2 et 4.

Krylow (Von). *Berichte der kaiserlichen militärartzl. Akad. Petersburg,* décembre 1906, Bd. XIII, n°s 2, 3, 4.

— *Klinische Beobachtung über Aenderung des Blutdrucks unter dem Einflusse der Coffeins bei Herzkranken mit kompensatorischen Herzstörungen.* Diss. Petersburg, 1906.

Kuhe Wiegandt. Ueber den Einfluss des Fiebers auf den art. Druck. *Arch. für experimentelle Pathol. und Pharmacol.,* t. XX, 1896.

Lagrange (A.). Sphygmomanométrographe. *Congrès de Genève,* 1908.

— Pulsocardioscopie. *Soc. Thérapeutique,* Paris, 1908.

— Note sur le travail relatif du cœur. *Journal des Praticiens,* 1908, p. 299.

— Essai de sphygmotonométrie clinique appliquée au diagnostic du rétrécissement mitral. *Archives générales de médecine,* 1908.

LANG (G.) et MANSWETOWA (S.). Zur Frage der Veränderungs des arteriellen Blutdrucks bei Herzkranken während der Kompensationsstörung. *Deutsches Archiv für klin. Mediz.*, 1908, Bd. XXIV.

LAQUEUR (A.). Ueber die praktische Bedeutung der Blutdruckmessung in der physikalischen Therapie. *Berlin. klin. Woch.*, 1908, n° 21.

LAUDER BRUNTON. — Sur la pression sanguine de l'homme, la manière de la mesurer et de la régulariser. *The Lancet*, octobre 1908.

LUDWIG. *Archiv f. Anat. und Physiol.*, 1847.

MAREY. *La circulation du sang*, Paris, Masson, 1881.

— *Travaux du laboratoire*, 1875-76, 1876-77, 1878-79.

— *La méthode graphique dans les sciences expérimentales*, 1885.

MARFAN. La tension artérielle dans la tuberculose pulmonaire chronique et son importance pour le pronostic. *Revue de médecine*, novembre 1907.

MASING (E.). Blutdruck des jungen und des bejahrten Menschen bei Muskelarbeit. *Deutsche Arch. f. klin. Mediz.*, Bd. LXXIV, 1902.

MENGEAUD. *Rapports des tensions radiale et digitale dans l'artério-sclérose et les insuffisances hépatiques*, Paris, 1901.

MERCIER. *Étude sur les variations de la pression artérielle dans les maladies nerveuses.* Thèse de Lyon, 1906.

MOSSO. Le sphygmomanomètre. *Arch. italienne de Biologie*, t. XXIII.

— Sphygmomanomètre pour mesurer la pression sanguine chez l'homme. *Arch. ital. Biologie*, 1895.

MORITZ. F. Was erfahren wir durch unsere klinischen Blutdruckmessungen beim Menschen. *Münchner mediz. Wochenschrift*, n° 7, 1909.

MÜLLER (Otfried). Die unblutige Blutdruckmessung und ihre Bedeutung für die praktische Medizin. *Medizinische Klinik.*, 1908, n°s 2 à 4.

— Ueber die Blutverteilung in menschlichen Körper unter dem Einfluss thermischer Reize. *Tübingen Habilitationsschrift*, 1905.

MÜLLER (Otfried) UND KARL BLAUEL. Zur Kritik des Riva-Rocci'schen und Gaertner'schen Sphygmomanometers, *Deutsches Arch. für kl. Mediz.* Bd. XCI, 1907.

MÜNZER. Zur graphischen Blutdruckbestimmung und Sphygmobolometrie nebst Beiträgen zur klinischen Bewertung dieser Untersuchungsmethoden, *Medizinische Klinik*, 1908, n°s 14, 15, 16.

— Apparat zur objectiver Blutdruckmessung *Münch. mediz. Woch.*, 1907, n° 37.

NEU (Max). Experimentelle und klinische Blutdruckuntersuchungen mit Gaertners Tonometer. *Sonderabdruck aus den Verhandlungen des Naturhist med. Vereins zu Heidelberg*, 1902 (bibliographie très complète de tout ce qui concerne le tonomètre de Gaertner).

NOBÉCOURT. Sphygmosignal de Vaquez chez l'enfant. *Bull. Soc. de pédiatrie*, 1908.

OLIVER. The clinical aspect of art. pressure. *Edinb. med. Journ.*, 1898.

PACHON. V. Sur la méthode des oscillations et les conditions correctes de son emploi en sphygmomanométrie clinique. *Soc. de Biologie*, 8 mai 1909.

PACHON (V.). Oscillomètre sphygmométrique à grande sensibilité et à sensibilité constante. *Soc. de biologie*, 15 mai 1909.

PAL (J.). Ein Sphygmoskop zur Bestimmung des Pulsdruckes. *Zentralblatt für inner. Medizin.*, 1906.

— Hypertension et dyspnée paroxystique, Wien 1907.

— Arterielle Stauung, *Wiener mediz. Wochenschrift*, 1907, n⁰ 40.

— *Les crises vasculaires*, Vienne, 1904, traduction G. Bablon, Paris, 1908.

PARISET. Le travail du cœur, le débit sanguin, leur calcul en clinique d'après la mesure de la pression artérielle variable. *Bull. Soc. thér.*, 9 déc. 1908.

PARISOT. *Pression artérielle et glandes à sécrétion interne*, Paris, Baillère, 1908.

POISEUILLE. *Recherches sur la force du cœur aortique*, th. de Paris, 1828, *Compte rendu de l'Ac. des Sciences*, 1835, *Mémoire de l'Ac. des Sciences*, t. VII, 1861.

POTAIN. Du sphygmomanomètre et de la mesure de la pression artérielle chez l'homme à l'état normal et à l'état pathologique. *Arch. de Physiol.*, 1889.

— Détermination expérimentale de la valeur du sphygmomanomètre. *Arch. de Physiol.*, 1890.

— *La pression artérielle de l'homme à l'état normal et pathologique*, Paris, Masson, 1902.

RECKLINGHAUSEN (VON H). Ueber Blutdruckmessung beim Menschen. *Arch. f. experim. Patholog. und Pharmakol.*, Bd. LXVI, 1901.

— Unblutige Blutdruckmessung. Messung des Blutdruckes in den grossen Arterien des Menschen. *Archiv f. exper. Patholog. und Pharmakolog.*, 1906, Bd. LV.

— Unblutige Druckmessung : Messung des Blutdrucks in den kleinen Arterien, Venen und kapillaren des Menschen. *Archiv für experim. Patholog. und Pharmakolog.*, Bd. LV, 1906.

— Was wir durch die Pulsdruckkurve und die Pulsdruckamplitude über den grossen Kreislauf erfahren. *Arch. f. experimentelle Pathologie und Pharmakologie*, Bd. LV, 1906.

REHFISCH (Eugen.). Herzbewegung und Herzkontraction. *Berlin. kl. Woch.*, 26, 1908.

REYNAUD ET OLMER. La pression artérielle et ses variations. *Gaz. des hôpit.*, 1900.

RILLIET (F.). *De la mesure clinique de la pression sanguine*, thèse de Genève, n° 35, 1904.

RIMBAUD. Le Sphygmométroscope de Amblard. Son emploi en clinique. *Soc. des sciences méd. de Montpellier*, 17 décembre 1909. *Montpellier médical*, 20 février 1910.

RIMBAUD ET VENNES. Un nouveau sphygmomanomètre: étude comparative du sphygmomanomètre de Gros et de Potain. *Gaz. des hôpit.*, 14 janvier 1908.

RIVA-ROCCI. Un nuovo sphygmomanometrio. *Gaz. med. di Torino*, 1896.

— La Technico del sphymomanometrio, *ibid.*, 1897.

RUSSEL WILLIAM. *Arterial hypertonus, sclerosis and blood-pressure.* Edinburgh, W. Green and sons, 1907.

— De l'estimation clinique de la pression sanguine : le doigt et l'hémomanomètre. *Brit. med. Journal,* 10 octobre 1908.

SAHLI. Ueber das absolute Sphygmogramm and seine klinische Bedeutung nebst kritischen Bemerkungen über einige neuere sphygmomanometrische Arbeiten. *Deutsches Arch. f. klin. Med.* 1904, Bd. LXXXI, p. 493-542.

— Die Sphygmobolometrie, eine neue Untersuchungsmethode der Zirculation. *Deutsche mediz. Woch.,* 1907, nos 16 et 17.

— *Lehrbuch der klinischen Untersuchungsmethoden,* Leipzig und Wien, 1909.

SALAGHI (S.). Méthode pour relever séparément au moyen du sphygmomanomètre la charge due à la vitesse et à la pression du courant artériel. *Arch. génér. de méd.,* 1906, no 40.

— Énergie cinétique (force vive) du courant sanguin et son importance dans les données sphygmomanométriques d'après la théorie du mouvement des liquides. *Arch. génér. de méd.,* 1907, no 7.

SCHLEISIECK. Thèse de Rostock, 1900-01.

SCHRUMPF ET ZABEL. Ueber die auscultatorische Blutdruckmessung. *Münch. mediz. Woch.,* 1909, no 14.

SCHULE. Ueber Blutdruckmessungen mit dem Tonometer von Gaertner. *Berl. kl. Woch.,* 1900.

SCHULTZE OTTO. Ueber die psychologischen Fehlerquelle bei der palpatorischen Blutdruckmessung nach Riva-Rocci und von Recklinghausen. *Arch. für die gesammte Physiologie,* 1908, Bd. CXXIV.

STRASBURGER. Ein Verfahren zur Messung des diastolischen Blutdruckes und seine Bedeutung für die Klinik. *Verhandlungen des XXI. Kongress,* 1904, p. 134 et *Zeitschrift f. kl. Mediz.,* 1904, p. 371.

— Uber Blutdruck, Gefässtonus und Herzarbeit bei Wasserbädern verschiedener Temperatur. *Deutsches Archiv f. klin. Mediz.,* Bd. LXXXII, 1905.

— Ueber den Einfluss der Aortenelastizitat auf das Verhältnis zwischen Pulsdruck und Schlagvolumen des Herzens. — *Deutsche medizin. Wochenschrift,* 1907, no 26 ; *Deutsches Archiv f. kl. Mediz.,* 1907, Bd. XCI.

— Weitere Untersuchungen über Messung des diastolischen Blutdruckes beim Menschen. *Deutsche mediz. Woch.* 1908, no 3.

STRAUSS (H.). Demonstration von turgo-tonographischen Pulsdruckkurven. *Kongress für inner. Medizin,* Wiesbaden, 1907.

STRAUSS ET FLEISCHER. Ueber die kl. Bedeutung des Turgo-sphygmographischen Pulsbildes. *Berlin. klin. Woch.,* 1908.

STURSBERG (H.). Ein Apparat zur graphischen Blutdruckbestimmung. *Münch. mediz. Woch.,* no 11, 1909.

TEISSIER (J.). Valeur séméiologique des hypertensions partielles dans leurs rapports avec les symptômes et les complications de l'artériosclérose ; interprétations pathogéniques. *Bulletin de l'Académie de médecine,* 25 février 1908.

Tessier (J.). *Artério-sclérose et athéromasie* (monographies cliniques et questions nouvelles, n° 52), juin 1908, Masson. éd.

Tigerstedt. *Physiologie der Kreislaufes*, 1893.

Uskoff (L.). Vergleichende Beurteilung einiger Apparate zur Bestimmung des Blutdruckes auf Grund von Literaturangaben und klinischen Untersuchungen. *Wratch*, 1901.

— Zur Frage über die autographische Registrierung des Blutdruckes beim Menschen. *Russky Wratch*, 1905.

— Der Sphygmotonograph. *Zeitschrift für klin. Mediz.*, Bd. LXVI, 1908.

Vaquez. Hypertension artérielle. *Rapport du Congrès français de médecine*, Paris 1904.

— Sphygmomanométrie clinique. *Bull. méd.*, 1903.

— Éclampsie puerpérale et tension artérielle. *Semaine médicale*, 13 mars 1907.

— Sphygmo-signal, *Soc. de Biologie*, 1908.

Vaquez et Nobécourt. Pression artérielle dans l'éclampsie puerpérale. *Semaine médicale*, 1897.

Vaschide et Lahy. La technique de la mesure de la pression sanguine particulièrement chez l'homme. *Archives gén. de méd.*, 1902.

Vierordt. *Die Lehre von Arterienpuls.*, 1855.

Volkmann. *Die Hœmodynamik*, 1850.

Waldenburg. Die Messung des Pulses und des Blutdrucks am Menschen. *Arch. f. die gesammte Phys.*, 1880.

Weiss. Blutdruckmesungen mit Gaertners Tonometers. *Wiener med. Woch.*, 1903.

Weiss (G.). Principes généraux sur la pression sanguine et ses variations à l'état normal. *Presse médicale*, 1er août 1908.

— La mesure de la pression systolique chez l'homme. *Presse médicale*, 2 sept. 1908.

Westenrijk (Van). Apparat zur Bestimmung des Blutdruckes um ganzen Kreislaufe der oberen Extremität. Universales sphygmomanometroskop. *Wiener mediz. Wochensch.*, 1907, n° 43.

— Ueber die Bedeutung des Pulsdruckes, für die Untersuchung des Pulsdruckes, 1907, p. 101. *Kaiserl. mil. med. Akad.*, 13, XV, 1901.

— Comparaison de la méthode auscultatoire pour la détermination des pressions systolique et diastolique avec les autres méthodes. *Zeitschrift für klin. Mediz.*, Bd. LXVI, 1908.

Winterhalder. Ueber auscultatorische Blutdruckmessung. *Monatsschrift für die physikalisch-diätetischen Heilmethoden*, juin 1909.

Wybauw (R.). Un nouveau sphygmomanomètre permettant d'apprécier la pression minima et la pression maxima. *Journ. méd. de Bruxelles*, 1908, n° 45.

TABLE DES MATIÈRES

PREMIÈRE PARTIE

MESURE DE LA TENSION ARTÉRIELLE
(Technique sphymomanométrique).

DEUXIÈME PARTIE

VALEUR SÉMÉIOLOGIQUE GÉNÉRALE
DE LA DÉTERMINATION DE LA TENSION ARTÉRIELLE

2567. — Tours, imprimerie E. ARRAULT et Cⁱᵉ.

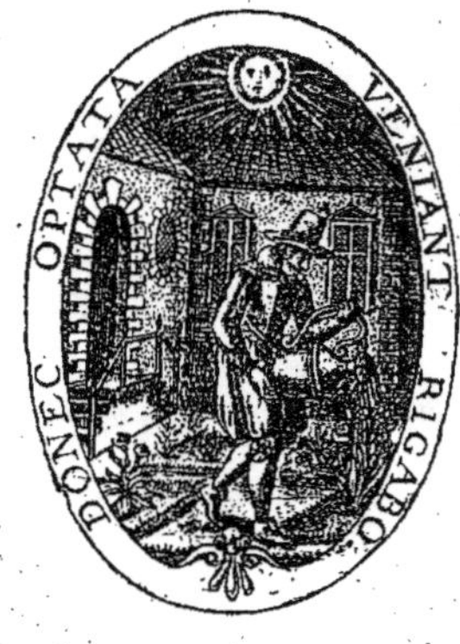

Tours, imprimerie E. ARRAULT et Cie

BIBLIOTHEQUE NATIONALE DE FRANCE
3 753102198808 5

www.ingramcontent.com/pod-product-compliance
Lightning Source LLC
Chambersburg PA
CBHW051537050726

47595CB00002B/532

* 9 7 8 2 0 1 3 5 5 3 5 0 6 *